歯科 チェアサイドマニュアル
Dental chair-side manual

有病者はこう診る

監著 和田 健　和歌山県立医科大学 歯科口腔外科
監修 岡田 定　聖路加国際病院 血液内科

全身疾患のある患者が来院したら

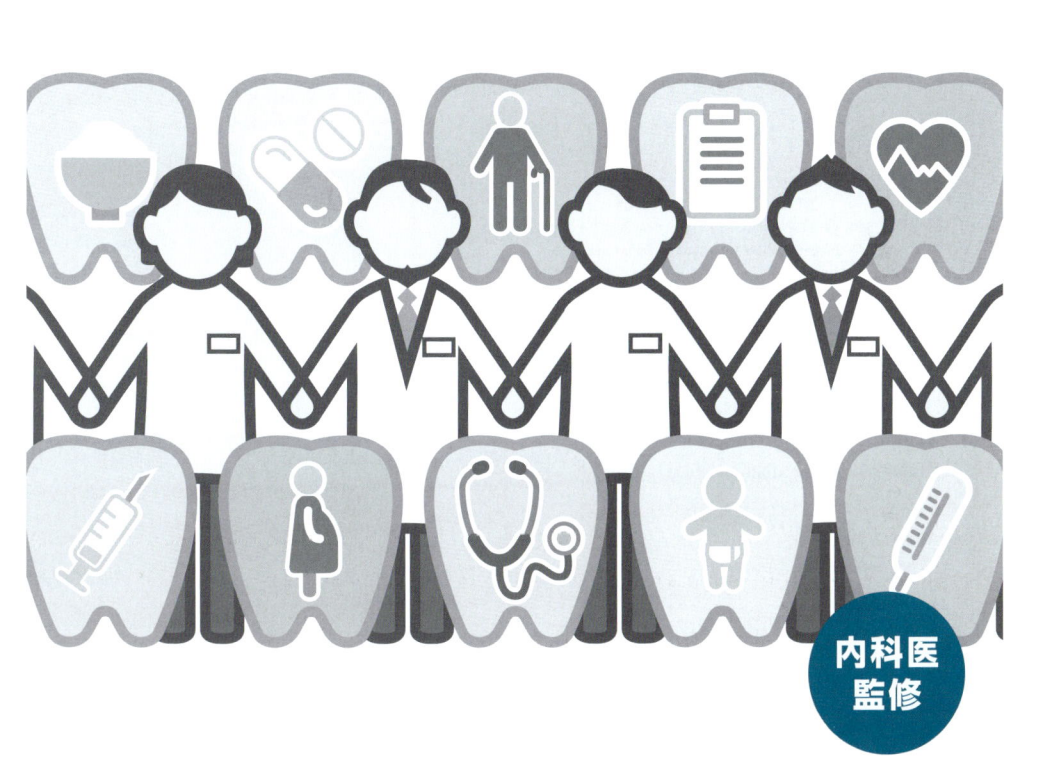

内科医監修

医歯薬出版株式会社

● 監 著
　和田　　健　　和歌山県立医科大学 歯科口腔外科

● 監 修
　岡田　　定　　聖路加国際病院 血液内科

This book was originally published in Japanese
under the title of :

SHIKA CHEASAIDO MANYUARU
YUBYOUSHA WA KOUMIRU
ZENSHINSHIKKAN NO ARU KANJYA GA RAIINSHITARA
（Dental chairside manual
Dentistry for patients with underlying disease
How-to book for dental clinics）

Editors
WADA, Takeshi
Wakayama Medical University
OKADA, Sadamu
St. Luke's International Hospital

© 2016　1st ed.

ISHIYAKU PUBLISHERS, INC.
　7-10, Honkomagome 1 chome, Bunkyo-ku,
　Tokyo 113-8612, Japan

はじめに

　急激な高齢化や医療形態の変化に伴い，一般歯科医院を受診する患者も多様化しており，歯科治療に際し配慮すべき事項も多くなっています．適切な医科歯科連携により，患者の全身状態や治療歴を正確に把握し対応することが求められます．そのためには，必要な診療情報を得るための医学的基礎知識の修得がきわめて大切となります．このことによって，歯科治療を行う際のリスク評価ができ，自医院で治療が可能か，病院歯科に紹介すべきかの判断が可能となります．結果的に治療の幅が広がると同時に，患者に安心と信頼を与えることにつながります．また，歯科治療に伴うストレスが全身の疾患を悪化させたり，病態によっては局所麻酔薬や薬剤の使用に制限（禁忌もある）がかかる場合があり，リスクマネジメントの観点からも重要と思われます．

　本書では，歯科の日常診療で遭遇する場面を想定して，項目ごとに一定の基準を設け，どのように対処すべきかについて簡便に記載しています．また，問診や医科主治医への照会で把握すべき事項を「問診のポイント」欄に列挙し，患者の状態を的確に把握できるようにしています．歯科を訪れる患者は概して全身既往症と歯科治療は関係がないと考えている場合が多いので，あらためて問診の大切さを強調したいと思います．また，チェアサイドでただちに使用できるよう体裁を整える努力をいたしました．

　まだまだ不備な点も多く，完成されたものといえませんが，チェアサイドに常備し，日常診療のお役に立てて頂ければ幸いです．

　最後に，ご監修を頂きました聖路加国際病院血液内科部長　岡田　定先生，ならびに専門医の立場から各項目のご校閲とコメントをいただきました聖路加国際病院の各先生方，そして開業歯科医の立場より的確なアドバイスをくださった玉置歯科医院院長　玉置敬一先生に心より敬意を表します．また，本書の出版に向け精力的に努力してくださいました医歯薬出版編集部に深謝いたします．

2016年7月

和歌山県立医科大学　歯科口腔外科　和田　健

Contents

- 監 著　和田　健（和歌山県立医科大学　歯科口腔外科）
- 監 修　岡田　定（聖路加国際病院　血液内科）

- はじめに …………………………………………………………………………… iii
- 本書を上手に活用するために ………………………………………………… viii

総 論

- Ⅰ　問　診 …………………………………………………………………… 2
- Ⅱ　観察（視診）して気づくこと ………………………………………… 5
- Ⅲ　日常診療で確認すべきポイント ……………………………………… 7
- Ⅳ　照会状の書き方 ………………………………………………………… 9
- Ⅴ　緊急時の対応 …………………………………………………………… 10
  - 1　ショック時の対応に必要な薬剤と治療 ………………………… 10
  - 2　異常出血に対する対応 …………………………………………… 16

各 論

- 第1章　各種薬剤使用患者と歯科治療 ………………………………… 20
  - 1　BP製剤，抗RANKLモノクローナル抗体製剤使用患者 ……… 20
  - 2　抗凝固剤，抗血小板剤使用患者 ………………………………… 28
  - 3　ステロイド剤使用患者 …………………………………………… 33
  - 4　ランマーク®，プラリア®使用患者 ……………………………… 38
  - 5　降圧剤，ACE阻害薬服用患者 …………………………………… 39
  - 6　リウマトレックス®服用患者 …………………………………… 41

7 狭心症治療薬シグマート®服用患者 …… 42
　　　8 ドグマチール®服用患者 …… 44

第 **2** 章　循環器疾患患者　　46
　　　1 心不全患者 …… 46
　　　2 高血圧患者 …… 50
　　　3 狭心症患者 …… 55
　　　4 心筋梗塞患者 …… 59
　　　5 心臓弁膜症患者 …… 63
　　　Column1　歯科治療における感染性心内膜炎に対する予防について …… 68
　　　6 心筋症患者 …… 69
　　　7 不整脈患者 …… 73
　　　8 人工ペースメーカー装着患者 …… 81
　　　9 動脈瘤（動脈解離）患者 …… 84

第 **3** 章　代謝性疾患患者　　87
　　　1 糖尿病患者 …… 87
　　　2 骨粗鬆症患者 …… 92

第 **4** 章　認知症患者　　97

第 **5** 章　妊娠患者・授乳婦患者　　100

第 **6** 章　呼吸器疾患患者　　113
　　　1 気管支喘息患者 …… 113
　　　Column2　局所麻酔薬アレルギー …… 119
　　　2 慢性閉塞性肺疾患（COPD）患者 …… 120
　　　3 過換気症候群 …… 124

第 **7** 章　肝機能障害患者　　127

第 **8** 章　腎機能障害患者　　134

第 **9** 章　内分泌性疾患患者　　144
　　　1 甲状腺機能亢進症患者 …… 144
　　　2 甲状腺機能低下症患者 …… 148

v

第10章	神経疾患患者	151
	1 てんかん患者	151
	2 パーキンソン病患者	157
第11章	関節リウマチ（RA）患者	162
第12章	消化性潰瘍および炎症性腸疾患患者	166
第13章	脳血管障害患者	170
第14章	精神障害患者	177
第15章	血液疾患患者	182
	1 白血病患者	182
	2 貧血患者	186
	3 特発性血小板減少性紫斑病（ITP）患者	189
	4 血友病患者	192
第16章	皮膚科疾患患者	194
第17章	放射線治療患者	197
第18章	化学療法（分子標的治療を含む）患者	200
第19章	小児疾患への対応	203
	1 アトピー性皮膚炎・小児気管支喘息患者	203
	2 先天性心奇形患者	207
	3 川崎病患者	209
	4 糖尿病患者	212
	5 過敏性腸症候群患者	214
	6 ネフローゼ症候群患者	216
	7 扁桃（口蓋扁桃）肥大・アデノイド（咽頭扁桃）肥大患者	218
	8 発達障害患者	219

- **巻末付録**　歯科医院に常備しておきたい救急薬品　222
- **おわりに**　223
- **Index**　225

装丁・本文デザイン　株式会社ビーコム

■ 聖路加国際病院　専門医アドバイザー（執筆順）

　岡田　　定　　（血液内科）
　津田 篤太郎　　（リウマチ膠原病センター）
　水野　　篤　　（心血管センター）
　西畑 庸介　　（心血管センター）
　山田 宇以　　（リエゾンセンター）
　能登　　洋　　（内分泌代謝科）
　木村 哲也　　（神経内科）
　樋田 一英　　（女性総合診療部）
　仁多 寅彦　　（呼吸器センター）
　中村 健二　　（消化器内科）
　瀧　 史香　　（腎臓内科）
　新井　　達　　（皮膚科）
　河守 次郎　　（放射線腫瘍科）
　平田 倫生　　（小児科）

■ 開業医からの視点

　玉置 敬一　　（玉置歯科医院／和歌山市開業）

本書を上手に活用するために

❶ 問診票で既往歴を明らかにし，各論の各疾患患者ならびに各薬剤使用患者の「問診のポイント」を参考に，必要事項について**詳細な情報を収集**する．収集した情報は，必ず**診療録に記載**する．不明な点があれば，必ず**主治医に照会**する．

❷ 情報を収集後，各疾患項目に記載されている内容を確認し，それらを分析し，**歯科治療のリスク評価**を行う．

❸ 各疾患項目の「歯科治療において留意すべき事項」を確認し，**自医院で治療を行うか，病院歯科に紹介するかを決定**する．

❹ 多種多様な薬剤知識が必要となる．本書では，代表的な商品名をあげた．ジェネリック医薬品も含め，患者が服用している薬剤で不明なものについては，必ずその**作用や副作用について明確にしておく**必要がある．薬剤確認のために，最新版の成書を手元においておくべきである．

総 論

- I 問 診
- II 観察（視診）して気づくこと
- III 日常診療で確認すべきポイント
- IV 照会状の書き方
- V 緊急時の対応

Ⅰ 問　診

　問診とは，問診票（図1）に記載された項目に目を通し，それに基づき詳細な病歴聴取を行うことである．歯科医院を訪れる患者は概して全身の疾患と歯科治療は関係がないと思っている．しかし，主訴，現病歴，既往歴，家族歴，生活歴などから，診断に資する内容，必要な諸検査のてがかり，全身疾患と主訴とのかかわり，全身疾患の歯科治療への影響などが明らかになるのである．各疾患，使用している薬剤により，知るべき内容が異なるので，各論の各項目の「問診のポイント」を参考に聴取するとよい．

主　訴

患者が強く訴える症状を，患者自身の表現で忠実に記載

現病歴

- どのような症状がいつ始まったか
- その症状が経時的にどう変化したのか
- 受けている治療の効果と副作用

既往歴

- 重症疾患，大きな手術，大きな傷害とその治療歴
- アレルギー疾患，薬物や食物アレルギー歴
- 出血性素因
- 輸血歴，歯科麻酔歴
- 使用薬剤（内服，注射）

		年　　月　　日
ふりがな お名前	明・大・昭・平　　年　　月　　日生 年齢　　番号　　歳　　　　　性別（男・女）
住所	電話番号　自宅 　　　　　携帯電話

①本日はどうなさいましたか
（　　　　　　　　　　　　　　　　　　　　　　　　　　　　　　　　）
②今までにかかった病気はありますか
　・ない
　・ある（○印を付けてください）
　　心臓病・高血圧・糖尿病・骨粗鬆症・認知症・呼吸器疾患・肝臓病・腎臓病・
　　甲状腺疾患・てんかん・パーキンソン病・膠原病（関節リウマチ・その他）
　　・胃腸病・脳血管障害（脳梗塞・脳出血）・精神疾患・血液疾患（貧血・白血病・
　　その他　　　　　）
　　皮膚病（アトピー性皮膚炎・その他　　　　　　　）・ぜんそく・悪性腫瘍（　　　）
　　小児疾患（先天性心奇形・川崎病・その他　　　　　　　　　　　　　　　　　）
　　その他（　　　　　　　　　　　　　　　　　　　　　　　　　　　　　　　）
　　大きな手術（　　　　　　　　　　　）　大きな傷害（　　　　　　　　　　　）
③現在，他の病院にかかっていますか　　　　かかっていない・かかっている
④現在，使用しているお薬はありますか
　・ない・ある（お薬名：　　　　　　　　　　　　　　　　　　　　　　　　　　）
⑤お薬手帳はお持ちですか　　　　　　・ない　　　・ある
⑥アレルギーはありますか　　　　　　・ない　　　・ある（　　　　　　　　　　）
⑦血が止まりにくいと言われたことはありますか　　・ない　　　・ある
⑧歯科の麻酔を受けたことがありますか
　・ない・ある（その時の異常の有無：なかった　　あった）
⑨たばこを吸いますか
　・吸わない・吸う（1日に何本吸いますか　　本/日，何年間吸っていますか　　年間）
⑩お酒は飲みますか
　・飲まない・飲む（1．ときどき　2．毎日（何をどれくらい飲みますか　　））
⑪（女性のみ）妊娠の可能性はありますか　　・ない　　　・ある
　　　　　　　授乳中ですか　　　　　　　　・いいえ　　・はい
⑫当院での歯科治療についてご希望があればお書きください

図1　問診票（例）

Ⅰ　問診

家族歴

- 同居の家族の健康状態
- 親・兄弟（姉妹）のおもな疾患

社会歴・生活歴

- 学歴，職業，宗教，家庭状況，嗜好，趣味，一日の過ごし方など
- 女性では，妊娠・授乳について

■ 参考文献

1）宮﨑正　監修：口腔外科学　第2版．医歯薬出版，東京，2000．
2）田村康二：診察のしかた．金原出版，東京，1993．

II 観察（視診）して気づくこと

　医療従事者はよき人間観察者でなくてはならない．診察室への移動，姿勢，態度，顔貌，動作，身なりなどから多くの情報を得ることができる．

歩行（表1）

▶診察室への入り方の観察から推測できる疾患はないか
▶転倒などを防御するために補助が必要か

姿　勢

▶脊柱や脊椎の異常がないか
▶頭位やチェア背板の角度に配慮が必要か
▶後彎症や頸椎症の可能性を推測する

表1　歩行から推測できる疾病

歩行の種類	内　容	推測できる疾病
パーキンソン歩行	身体を軽く前傾し，小刻み歩行となり，腕の振りも小さくなる．すくみ足（最初の一歩が踏み出しにくい）や突進現象がみられる．	パーキンソン病，パーキンソン症候群
不随意運動歩行	さまざまな不随意運動を伴う歩行．	抗パーキンソン病薬の副作用，ハンチントン病
鶏歩歩行	遊脚期に股関節，膝関節を屈曲して，できるだけ足を持ち上げ，踵部より先に足趾が接する歩行．	多発神経炎など
動揺性歩行	体を左右に振りながら歩く．	筋ジストロフィーなど
小刻み歩行	歩幅が小さく，前に出した片方の足の踵が反対の足のつま先より後ろにある歩行．	多発性脳梗塞など
脊髄性間欠性跛行	痛みやしびれのため，休みながら間歇的に歩行．	椎間板ヘルニア，脊柱管狭窄症，脊髄腫瘍など
痙性歩行	下肢が進展し，つま先を引きずるような歩行．	片麻痺（脳血管障害）

表2 顔面から推測できる疾病

状　態	推測できる疾病
毛細血管拡張	肝疾患
顔面蒼白	貧血，血圧低下，ショックなど
黄　疸	肝・胆道系疾患
チアノーゼ	心血管系疾患，呼吸器系疾患など
満月様顔貌	ステロイド長期投与，クッシング症候群
浮　腫	心不全，ネフローゼ症候群など
無欲性	うつ病
能面様	パーキンソン病
異常な笑い	精神疾患
ジスキネジア	錐体外路疾患，薬剤の副作用など

顔面（表2）

▶顔面皮膚の変化や表情から推測できる疾患や病態はないか

動作・ジェスチャー

▶他人の視覚に訴えるあらゆる動作，つまり体で表している言語である
▶痛みや苦痛を推測する指標となる

身なり

▶患者の内面と社会的地位，経済状態ならびに嗜好，それを用いる意図を表している

■ 参考文献
1）田村康二：診察のしかた．金原出版，東京，1993．

III　日常診療で確認すべきポイント

既往歴や服薬歴，アレルギー歴の確認

　問診票や初診時の問診による診療録のみでは，日々訪れる多くの患者のデータをすべて記憶していることには無理がある．診療録をみたときに，一目で既往歴，アレルギー歴，患者の特質などがわかるようにしておくと便利である．たとえば，患者ごとに透明ファイルを用意し，診療録，問診票，その他の患者情報をファイリングするとともに，ファイル表面に項目ごとに小シールを貼り付けておく．たとえば，アレルギー，心筋梗塞既往，BP製剤服用中，神経質，体位注意などである（図2）．

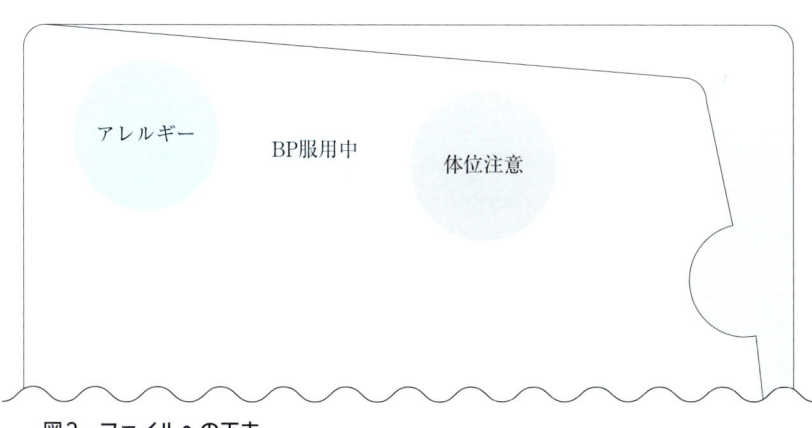

図2　ファイルへの工夫

その日の体調の確認

　来院時に患者を観察して気づくことを加味し，既往歴をふまえて患者の体調を確認しながら，その日の治療の内容を決定する．

既往症に関する最近のデータチェック（血液検査など）

　歯科治療に際し，直近のデータが重要になる場合は，必ず確認する．たとえば糖尿病におけるHbA1c値（ 参照 糖尿病患者の項p.90），ワーファリン服用患者におけるPT-INR値（ 参照 抗凝固剤，抗血小板剤使用患者の項p.30〜）などである．

使用薬剤の変更の確認

- たとえば骨粗鬆症に対する内服BP製剤から皮下注分子標的治療薬への変更
- お薬手帳のみでは，注射薬（抗がん剤や分子標的治療薬）を見落とすリスクがある

IV　照会状の書き方

　病状の詳細，処方薬剤や検査結果を照会すると同時に，歯科的処置の可否の判断を仰ぐ場合があるが，必ず歯科で行う治療の概要を記載しておく（表3，図3～4）．

表3　記載が必要な歯科治療の内容
①患者のストレス反応を加味した歯科治療におけるストレスの強さ
②歯科治療に要するおおよその所要時間
③エピネフリンを含む歯科用局所麻酔薬の使用の有無および使用量
④出血を伴う処置を行うかどうか
⑤予想される使用薬

いつもお世話になり有難うございます．
●●様は歯周病の治療のため当院に受診されましたが，数本の簡単な抜歯が必要で，その後保存的な歯周病管理を行っていく予定です．外科的処置時には，抗菌薬の予防投与を予定しております．
糖尿病のため貴医院で加療中と伺いました．ご多忙中誠に恐縮に存じますが，治療内容，コントロール状態，検査値，合併症，低血糖発作の可能性等についてご教授頂ければ幸甚に存じます．よろしくお願い申し上げます．

図3　病状の照会

平素はお世話になります．
上記●●様は義歯不適合のため，新製を希望され来院されましたが，残根歯を多数認め，将来病巣感染の危険があり抜歯適応と考えています．抜歯に際しては，麻酔時の疼痛などを加味すると，中等度のストレス付加があると考えています．所要時間は20分程度で，麻酔はできればエピネフリン含有キシロカイン1本程度（1.8 mL，エピネフリン22.5 μg）を使用できればと思っています．少量の出血を伴いますが，局所止血は可能と思われます．
既往歴として心臓弁膜症があり，貴医院に通院中とのことです．ご多忙中恐縮に存じますが，治療経過，現在の病態（特に心不全の有無およびその程度），服用薬剤，血液検査結果等について，また，外来で上記抜歯術を行うに際してのリスク評価についてご教示頂きたく存じます．尚，感染性心内膜炎の発症予防のための抗菌薬の予防投与は当院で行います．よろしくお願い申し上げます．

図4　病状および歯科治療の可否の照会

V　緊急時の対応

1　ショック時の対応に必要な薬剤と治療

ここがポイント

❶ 問診によりアレルギーの有無を確認する．歯科用局所麻酔薬によるアレルギー，ラテックスアレルギーなど．

❷ アナフィラキシーショックと他のショックを速やかに鑑別する必要がある（表4）．歯科治療中に問題となるのは，おもに神経原性ショック（デンタルショック）とアナフィラキシーショックであり，ほかに心原性ショックが問題となるが，NYHA Ⅲ度以上の患者の治療は病院歯科に依頼すべきである（参照 心不全患者の項 p.46〜）．

❸ 補液や薬剤投与ルートを確保するための物品や薬剤を常に準備しておくとともに血管確保の手技に習熟しなければならない．

❹ 呼吸管理が十分に行えない医療施設ではできる限りの対処をしながら，対応可能な施設にすみやかに移送する．**アナフィラキシーショックと判断された場合に最初に行うべきことは救急車の要請**である．

❺ アナフィラキシーでは，全身性の蕁麻疹と喉頭浮腫，喘鳴，下痢・腹痛などの症状があり，**デンタルショックとの最大の相違は呼吸障害の有無**である．また，アナフィラキシーショックでは2峰性の経過をとるものがしばしばみられるので注意を要する．軽

症と判断した場合でも8時間程度の経過観察は必要であるとされている．
❻ エピペン®はエピネフリン製剤で誰でも簡単・迅速に使用できるように開発された緊急注射用キットである．現在0.15 mg（体重15 kg以上30 kg未満用），0.3 mg（体重30 kg以上用）製剤が発売されている．アナフィラキシーショックと判断された場合，大腿部などに筋注する．
❼ アトロピン®注シリンジ（硫酸アトロピン）は硫酸アトロピン0.5 mgが封入されている．デンタルショックが遷延する時に使用する．静注，筋注共に可能である．
❽ アトロピン®注シリンジ，エピペン®は歯科診療室に常備しておきたい薬剤である．
❾ デンタルショックは十分なコミュニケーションによる精神的ストレス（不安，緊張，恐怖感）の軽減と無痛処置で予防可能である．

アナフィラキシーの症状と対応

- 輸液療法：静脈ルートを確保して，生理食塩水やリンゲル液など20 mL/kg/時間程度で開始し，必要な薬剤（表5）の使用に備える．
- 酸素投与を必要に応じて行う

表4 ショックの分類

分　類	病　態
血液分布異常性ショック	敗血症性ショック，アナフィラキシーショック 神経原性ショック（デンタルショックを含む）
循環血液量減少性ショック	出血性ショック，体液喪失（脱水，熱傷）
心原性ショック（心筋性）	心筋梗塞，心筋症，心筋炎
心原性ショック（機械性）	僧房弁閉鎖不全，心室瘤，心室中隔欠損，大動脈弁狭窄症
心原性ショック（不整脈）	各種不整脈
閉塞性ショック	心タンポナーゼ，収縮性心膜炎，広範囲肺塞栓，緊張性気胸

表5　必要な薬剤

▶輸液剤
▶アドレナリン®注0.1％液（エピネフリン）あるいはエピペン®
▶ソル・コーテフ®（ヒドロコルチゾン）
▶ポララミン®（マレイン酸クロルフェニラミン）
▶ネオフィリン®（アミノフィリン）
▶イノバン®（ドパミン）

軽　症

- 血圧低下を認めない，意識清明．
- 目安となる徴候：悪心・嘔吐，くしゃみ，掻痒感，蕁麻疹．

対　応

- 一般歯科医院ではエピペン®を使用するのが第一選択である．
❶ 抗ヒスタミン剤投与：ポララミン®注　1A（5 mg）静脈注射．
❷ ステロイド剤投与：ソル・コーテフ® 1V（100 mg）〜5V（500 mg）静脈注射．

❶❷でも症状の改善が見られない時の対応

❸ アドレナリン®注0.1％シリンジ1 mgを0.2 mg〜0.5 mg皮下注射あるいは筋肉内注射．あるいは，0.25 mgの10倍希釈液をゆっくり静脈注射．
❹ 効果が不十分な場合は，5〜15分おきに追加投与．

中等症〜重症

●中等症：血圧低下を認めるが意識消失はない，あるいは軽度の気道閉塞症状
- 目安となる徴候：収縮期圧70〜80 mmHgの血圧低下．顔面蒼白，発汗，冷汗，嘔吐，呼吸困難，顔面・声門浮腫，気管支攣縮，咳嗽，喘鳴
●重症：意識低下・消失と高度の気道閉塞を伴う病態
- 目安となる徴候：血圧測定不能，脈拍微弱，不整脈，痙攣，高度の喘鳴，泡沫状の喀痰，四肢蒼白，チアノーゼ，心肺停止

対　応

- 救急車を要請する．
- 一般歯科医院ではエピペン®を使用するのが第一選択である．

❶ アドレナリン®注0.1%シリンジ1mgの投与
  ●成人の場合
    • アドレナリン®注0.1%シリンジ1mgを0.2〜1.0mgを皮下注あるいは筋注．
    • アドレナリン®注0.1%シリンジ1mgの0.25mg 10倍希釈液をゆっくり静注．
    →効果が不十分な場合は，5〜15分おきに追加投与する．
  ●小児への対応
    • アドレナリン®注0.1%シリンジ1mgの0.01mg/kg（最大0.3mg）皮下注．
    • アドレナリン®注0.1%シリンジ1mgの0.01mg/kg 10倍希釈液をゆっくり静注．
    →効果が不十分な場合は，5〜15分おきに追加投与する．
❷ 輸液：生理食塩水など20mL/kg/hr程度で開始．心不全などの場合は適宜減量する．
❸ 酸素投与および気道確保
  a．高濃度（60%以上）の酸素投与を行う．
  b．効果不十分な場合は気管内挿管を行い，100%酸素での人工呼吸に切り替える．喉頭浮腫が強く気管内挿管が不可能な場合は輪状甲状切開を行う．
  c．気道狭窄に対しては，ネオフィリン®250mgを5%ブドウ糖20mLで希釈し，10〜20分かけて静注する．
❹ 循環管理：血圧低下が遷延する際はイノバン®5〜15 μg/kg/min.で点滴静注する．
❺ ステロイド剤投与：ソル・コーテフ®500〜1000mgを点滴静注する．
❻ 抗ヒスタミン剤投与：ポララミン®注5mgを静注する．

デンタルショックの症状と対応

歯科治療中に起こる全身偶発症の8〜9割を占めるが，厳密な意味でのショックではない．血管迷走神経反射とも呼ばれ，歯科治療中の精神的ストレス（不安，緊張，恐怖感など）や肉体的ストレス（疼痛など）による交感神経

の過緊張を副交感神経が働いて正常に戻そうとするが，この働きが過剰になると，血圧低下や徐脈を引き起こす．また，口腔への疼痛刺激は口腔領域の迷走神経を直接刺激する．症状は，**徐脈と血圧低下が特徴**で，他に顔面蒼白，気分不良，嘔気，冷汗などの症状がある．意識消失を伴うこともあるが，一過性で，不可逆性ショックに移行することはまれである．

必要な薬剤

❶ アトロピン®注シリンジ（硫酸アトロピン）
❷ 輸液剤

対　応

❶ 口腔内に存在する治療のための物品（ラバーダム，クランプ）やロール綿などを除去する．
❷ ショック体位（水平位で両下肢を30〜40度挙上）をとる．
❸ 酸素吸入（4〜6L/分）を開始する．

❶〜❸を行っても症状が持続する場合

❹ アトロピン®注シリンジを筋注（静注）する．
❺ 輸液：乳酸リンゲル液など20 mL/kg/hr程度で開始．血圧の変化をみながら適宜増減する．

アナフィラキシーのメカニズム

　IgEが肥満細胞や好塩基球に結合し，そこに抗原が結合するとヒスタミンやセロトニンなどの生理活性物質が放出される．これにより，血管拡張や血管透過性亢進が起こり，浮腫，搔痒などの症状が現れる．この反応は抗原が体内に入るとただちに生じるため即時型過敏反応とよばれる．蕁麻疹，食物アレルギー，花粉症，気管支喘息，アトピー性皮膚炎などは，このメカニズムで発症する．
　この反応が激しく，全身性のものをアナフィラキシーとよび，さらに急激な血圧低下によりショック状態を呈したものをアナフィラキシーショックという．

アナフィラキシーの症状としては，全身性の蕁麻疹と喉頭浮腫，喘鳴，ショック，下痢・腹痛などが主要症状である．発生はまれであるが，ひとたび発症すれば症状は重篤で，進行も速い．アナフィラキシーショックはしばしば二峰性の経過をとることがあり，経過観察（8時間，重症例では24時間）が重要である．

　原因薬剤・物質として，歯科臨床においては，抗菌薬，消炎鎮痛剤，ヨード製剤，局所麻酔剤（特に添加物），根管治療剤（FCやペリオドン®），グラブ，ラバーダムシートなどがあげられる．

専門医からのメッセージ

- 被疑薬投与後(あるいは抗原との接触後)，数分〜数時間以内に蕁麻疹などの皮膚症状，呼吸困難や低酸素血症，血圧低下や意識障害，嘔吐や腹痛，下痢などの消化管症状が出現した場合，アナフィラキシーを疑って速やかに処置をとる必要がある．
- 日本アレルギー学会より「アナフィラキシーガイドライン」が公開されているので，熟読した上で対策を準備することが望ましい（http://www.jsaweb.jp/modules/journal/index.php?content_id=4）．

■ 参考文献

1）小林国男　編，日本救急医学会　監：標準救急医学　第3版．医学書院，東京，2001．
2）抗菌薬投与に関連するアナフィラキシー対策ガイドライン（2004年版），日本化学療法学会．
3）岩医大歯誌　30：146-157，2005．

2 異常出血に対する対応

　口腔粘膜は食物や歯による刺激を受けやすい．また，歯肉炎や歯周病など炎症部位が存在するため，全身的な出血要因による最初の出血点となりやすい．白血病やITP（特発性血小板減少性紫斑病）などの発見契機となる場合がある．また，口腔領域は血流が豊富なためしばしば外科処置後出血を惹起する．したがって，緊急止血処置を余儀なくされる機会も多く，その処置法に精通しておく必要がある．

準備すべきもの

❶ 血圧計
❷ ミオコール®スプレー
❸ 縫合糸
❹ 局所止血薬（材）
❺ 歯肉包帯材
❻ 止血床

口腔内自然出血

　ほとんどの場合で全身的な要因があると考えてよい．急激な血圧上昇による出血が多い．
❶ 血圧測定を行う．
- 血圧上昇を認めた場合は降圧処置を行う．
- ミオコール®スプレー（ニトログリセリン）を1回（0.3 mg）舌下に噴霧し，経過（3分程度）をみて降圧が不十分ならば，さらに1回噴霧を追加する．
❷ エピネフリン含有局所麻酔薬を使用し，出血部位の周囲に浸潤麻酔を施す．ほとんどの場合出血は小康状態となる．
❸ 出血点をみつけ局所止血処置を施す．抗血栓療法による出血であれば多くは局所止血処置で対応が可能である．
❹ 出血性素因の検査を必ず行う．多発性の口腔内出血や粘膜下血腫をみられ

る場合は止血機構の異常が推測できる．急性白血病（参照 白血病患者の項p.184～）やITP（参照 特発性血小板減少性紫斑病（ITP）患者の項p.189～）が疑われる場合は緊急を要するため，ただちに病院歯科に紹介する．

口腔外科処置後出血

- 問診を十分に行っていれば，出血の原因はほとんどが局所要因である．
- 手術に伴うストレスで血圧が上昇し止血困難となる場合がある．

❶ 血圧測定を行う
- 血圧上昇を認めた場合はまず降圧処置を行う．
- ミオコール®スプレー（ニトログリセリン）を1回（0.3 mg）舌下に噴霧し，経過（3分程度）をみて降圧が不十分ならば，さらに1回噴霧を追加する．

❷ エピネフリン含有局所麻酔薬を使用し，創周囲に薬液が漏出しない部位を刺入点とする浸潤麻酔を施す．

❸ 出血が小康状態になったところで，出血点を探索する．動脈性か，静脈性か，骨からの出血か，軟組織からの出血かなどを見極め，止血法を決定し，局所止血を施す．局所止血薬（材）の使用，縫合，歯肉包帯，止血床などを組合せで対応する（表6～7）．

表6　止血法

止血法	備考
圧迫止血	出血部位をガーゼなどで圧迫し，止血
電気凝固・レーザー凝固による止血	
血管の結紮による止血	出血血管が特定できれば血管自体を絹糸で結紮
集束結紮による止血	出血血管が特定不能時に周囲の組織を含めて結紮
局所止血薬（材）による止血（表7）	
タンポナーデによる止血	骨欠損が大きい場合はガーゼタンポンを充填し止血
縫合による止血	抜歯後出血や歯肉溝からの出血の場合，歯肉の頰（唇）舌的縫合で止血
歯肉包帯法による止血	サージカルパックなどを使用
止血床による止血	
全身止血薬の併用	

表7　止血薬の種類

止血薬	商品名（一般名）
血管強化薬	アドナ®，タジン®（カルバゾクロムスルホン酸） S・アドクノン®（アドレノクロムモノアミノグアニジンメシル酸） オフタルムK®（カルバゾクロム，フィトナジオン，ビタミンC）配合
凝固促進薬	レプチラーゼ®（ヘモコアグラーゼ）
抗線溶薬（抗プラスミン薬）	トランサミン®（トラネキサム酸）
局所止血薬（材）	トロンビン®（トロンビン） サージセル®（酸化セルロース） スポンゼル®，ゼルフォーム®，ゼルフィルム®（ゼラチン） アルト®（アルギン酸） アビテン®（牛真皮微線維コラーゲン）

■ 参考文献

1）THE NIPPON Dental Review　Vol.62（8），2002.
2）浦部晶夫　他：今日の治療薬　2014　解説と便覧．南江堂，東京，2014．

各論

第 1 章　各種薬剤使用患者と歯科治療
第 2 章　循環器疾患患者
第 3 章　代謝性疾患患者
第 4 章　認知症患者
第 5 章　妊娠患者・授乳婦患者
第 6 章　呼吸器疾患患者
第 7 章　肝機能障害患者
第 8 章　腎機能障害患者
第 9 章　内分泌性疾患患者
第 10 章　神経疾患患者
第 11 章　関節リウマチ（RA）患者
第 12 章　消化性潰瘍および炎症性腸疾患患者
第 13 章　脳血管障害患者
第 14 章　精神障害患者
第 15 章　血液疾患患者
第 16 章　皮膚科疾患患者
第 17 章　放射線治療患者
第 18 章　化学療法（分子標的治療を含む）患者
第 19 章　小児疾患への対応

第1章 各種薬剤使用患者と歯科治療

1 BP製剤，抗RANKLモノクローナル抗体製剤使用患者

> 💡 **ここがポイント**

❶ 全身既往歴を十分に聴取し，BP製剤・抗RANKLモノクローナル抗体製剤（表1）の使用の有無を見逃さないよう注意が必要である．特に，注射薬は患者自身も十分に把握していない場合がある．
- 内服薬……骨粗鬆症，ステロイド剤服用患者，骨ページェット病
- 注射薬……多発性骨髄腫，乳癌，前立腺癌，肺癌，その他の癌，骨粗鬆症

● 問診のポイント
  ▶ 基礎疾患の把握
  ▶ BP製剤・抗RANKLモノクローナル抗体製剤の種類と使用時期，使用期間
  ▶ ステロイド剤併用の有無

❷ BP製剤および抗RANKLモノクローナル抗体製剤使用患者においては，潜在的顎骨壊死発症のリスクがあることについて十分に説明し，患者の理解を得る．

❸ 使用BP製剤および・抗RANKLモノクローナル抗体製剤の種類（経口薬か注射薬か），使用時期，期間を正確に把握する．経口薬と注射薬による差異が顕著であることを十分認識する必要がある．

❹ 口腔内診査により，歯性炎症性病変の有無をチェックする．その際，すでに顎骨壊死を発症していないかどうかを，X-P所見も加味し，正確に判断する．

❺ 口腔内診査の結果をふまえて，原疾患治療医との十分な情報交換が重要である．投与開始の時期を遅らせることが可能か，投薬の中断が可能かどうかなど相談することが大切である．

❻ 歯性慢性炎症性病変の急性転化は骨露出の誘引となる可能性が高いため，適切に炎症性病変をコントロールすることが重要である．

❼ すでに，顎骨壊死を発症（表2）している患者では，原疾患を治療している主治医とよく相談のうえ，適切に対処する必要がある．

❽ BP製剤・抗RANKLモノクローナル抗体製剤使用患者のQOLの低下を最小にするための歯科的配慮が必要である．時には，BP製剤・抗RANKLモノクローナル抗体製剤使用中であっても観血的処置（抜歯，膿瘍切開など）を行わなければならない場合がある．

❾ 歯科治療の必要性を十分に説明しインフォームド・コンセントを得るとともに，歯科治療を契機に顎骨壊死を発症させないよう最大限の配慮を行う．

準備すべきもの

❶ 5-0縫合糸
❷ No.15メス
❸ 剝離子
❹ 破骨鉗子
❺ 長期投与可能な抗菌薬

歯科治療において留意すべき事項

内服BP製剤および注射BP製剤による治療開始前の患者

- 口腔内診査の結果をふまえ，顎骨壊死の誘因を除去し，最善の歯科的健康状態を達成する．原疾患治療主治医と相談のうえ，可能ならば2〜3カ月間投

表1　国内で販売されているBP製剤および抗RANKLモノクローナル抗体製剤

	商品名（一般名）	用途
注射剤	アレディア®（パミドロン酸二ナトリウム水和物*）	・悪性腫瘍による高カルシウム血症 ・乳癌の溶骨性骨吸収
	テイロック®，ボナロン®静注用（アレンドロン酸ナトリウム水和物）	悪性腫瘍による高カルシウム血症
	ボンビバ®（イバンドロン酸）	骨粗鬆症
	ゾメタ®（ゾレドロン酸水和物）	・悪性腫瘍による高カルシウム血症 ・多発性骨髄腫による骨病変
	ランマーク®（デノスマブ）	・固形癌骨転移による骨病変 ・多発性骨髄腫による骨病変 ・骨巨細胞腫
	プラリア®（デノスマブ）	骨粗鬆症
経口剤	ダイドロネル®（エチドロン酸二ナトリウム）	・下記状態における初期および進行期の異所性骨化の抑制 ・脊髄損傷後，股関節形成後
	フォサマック®，ボナロン®内服（アレンドロン酸ナトリウム水和物）	・骨粗鬆症
	アクトネル®，ベネット®（リセドロン酸ナトリウム水和物**）	・骨粗鬆症
	リカルボン®，ボノテオ®（ミノドロン酸水和物）	・骨粗鬆症

*，**：ジェネリック製剤も数多くあるので確認が必要

表2　薬剤関連顎骨壊死の病期分類

ステージ	症状
ステージ1	無症状で感染を伴わない骨露出，骨壊死．
ステージ2	感染を伴う骨露出，骨壊死． 疼痛，発赤を伴い，排膿がある場合と無い場合がある．
ステージ3	疼痛，感染を伴う骨露出，骨壊死で，以下のいずれかを伴うもの：病的骨折，外歯瘻，下顎下縁に至る骨吸収と破壊．

与時期を遅らせる．この間に，口腔内の炎症巣を可能な限り除去する．
・注射用BP製剤を使用予定患者では，可能であれば，大きな骨隆起，インプラント周囲炎を惹起しているインプラント体も除去するべきである．抜歯な

どに際しては骨鋭縁は切除し，完全閉創することにより，創の治癒を早め，BP製剤あるいは抗RANKLモノクローナル抗体製剤が早期に使用できるよう配慮する．

》》内服BP製剤の服用歴のある患者

過去に服用していた既往がある場合

■服用期間が3年に満たない場合（顎骨壊死発症リスクは小さい）

通常の歯科治療は可能である．小外科処置（普通抜歯相当）の際は，感染予防につとめる．

■服用期間が3年以上である場合（顎骨壊死発症のリスクは小さくない）
- 3カ月以上の休薬期間を確認した後に抜歯などの観血処置を含む歯科治療を行うのが望ましい．
- 休薬後6カ月～1年経過していればさらにリスクは小さくなる．
- 休薬後3カ月が経過していなくても，処置は可能である（表3）．

①小外科処置（普通抜歯相当）

完全閉創と感染予防が必要．

②急性症状発現時

治療上の有益性が危険性を上回ると判断された場合に，積極的に切開・排膿処置を施行する（ただし，急性症状発現後には，切開処置の有無にかかわらず顎骨壊死が生じる可能性について十分説明する必要がある）．

現在服用している場合

■服用期間が3年に満たない場合（顎骨壊死発症のリスクは小さい）
- 可能ならば，原疾患治療主治医と相談しBP製剤を休薬し，3カ月経過後に抜歯などの観血処置を含む歯科治療を行うのが望ましい．
- 3カ月間の待機が不可能な場合でも，処置は可能である（表3）．
- 外科処置（普通抜歯相当）　→完全閉創と感染予防が望ましい．
- 急性症状発現時　→治療上の有益性が危険性を上回ると判断された場合に，積極的に切開・排膿処置を施行する（ただし，急性症状発現後には，切開処置の有無にかかわらず顎骨壊死が生じる可能性があることについて十分説明する必要がある）．

表3　BP製剤使用中における抜歯プロトコール（BP製剤使用を中止しない場合）

①術前3日前より**フロモックス**®300 mg/日，**ムコスタ**®300 mg/日を予防投与．**ハチアズレ**®3包/日で含嗽指示．
②術当日口腔ケア後，歯科用**キシロカイン**®麻酔下にて通常通り抜歯施行（粘膜の薄い部位への麻酔注入は避ける）．
③頬側（唇側）に粘膜骨膜弁を作成し，減張切開を加え抜歯窩が完全閉創できることを確認（この際，すでに骨壊死が生じていないか確認）．
④抜歯窩掻把後，骨鋭縁があれば削除．
⑤抜歯窩を十分量の生理食塩水で洗浄．
⑥5-0バイクリルを用いて緊密に縫合し，抜歯創を粘膜骨膜弁で完全閉創．
⑦術後は**フロモックス**®300 mg/日，**ムコスタ**®300 mg/日を7日間投与．手術翌日より**ハチアズレ**®3包/日による含嗽も7日間継続．
⑧1週間後に抜糸．創哆開を多少なりとも認めたときは，**クラリス**®400 mg/日を7日間処方．
⑨1カ月後，3カ月後フォロー．

（和歌山県立医科大学　歯科口腔外科の例）

■服用期間が3年以上である場合（顎骨壊死発症のリスクは大きい）
- 可能ならば，原疾患治療主治医と相談しBP製剤を休薬し，3カ月経過後に歯科治療を開始する．
- 3カ月間の待機が不可能な場合でも，処置は可能である（表3）．
- 小外科処置（普通抜歯相当）→完全閉鎖と感染予防が必須．
- 急性症状発現時→治療上の有益性が危険性を上回ると判断された場合，切開・排膿処置を施行する（ただし，急性症状発現後には，切開処置の有無にかかわらず顎骨壊死が生じる可能性があることについて十分説明する必要がある）．

顎骨壊死をすでに発症している患者
- 原疾患治療主治医と相談のうえ，可能ならばBP製剤の投与を中断する．局所洗浄や抗生物質投与により感染をコントロールしながら，6カ月～1年間経過観察する．臨床的ステージにより対応する（表4）．
- 腐骨分離し，自然治癒する場合は約60％．
- 自然治癒しない場合は，約40％である（外科的腐骨除去を行うが，病院歯科に紹介するのが望ましい）．

表4 薬剤関連顎骨壊死の治療方針

ステージング		治療法
ステージ0 (注意期)	・骨露出/骨壊死は認めない ・オトガイ部の知覚異常（Vincent症状） ・口腔内瘻孔 ・深い歯周ポケット ・単純エックス線写真で軽度の骨溶解を認める	・抗菌性洗口剤の使用 ・瘻孔や歯周ポケットに対する洗浄 ・局所的な抗菌薬の塗布や注入
ステージ1	・骨露出/骨壊死を認めるが、無症状 ・単純エックス線写真で骨溶解を認める	・抗菌性洗口剤の使用 ・瘻孔や歯周ポケットに対する洗浄 ・局所的な抗菌薬の塗布や注入
ステージ2	・骨露出/骨壊死を認める ・痛み、膿排出などの炎症症状を伴う ・単純エックス線写真で骨溶解を認める	・病巣の細菌培養検査、抗菌薬感受性テスト ・抗菌性洗口剤と抗菌薬の併用 ・難治例では、併用抗菌薬療法、長期抗菌薬療法、連続静注抗菌薬療法
ステージ3	・ステージ2に加えて、皮膚瘻孔や遊離腐骨を認める ・単純エックス線写真で進展性骨融解を認める	・新たに正常骨を露出させない最小限の壊死骨掻把、骨露出/壊死骨内の歯の抜歯 ・栄養補助剤や点滴による栄養維持 ・壊死骨が広範囲に及ぶ場合は、辺縁切除や区域切除

（「ビスフォスフォネート関連顎骨壊死に対するポジションペーパー」改訂追補2012年版より）

》 注射用BP製剤使用の既往あるいは使用中の患者

- 注射剤使用後6カ月以内であれば顎骨壊死発症のリスクは低いとされているが、休薬期間をどの程度設定すれば安全に処置が可能かなどについてまだ不明な点が多く、基本的には観血処置を避ける。しかし、注射剤を使用しているのは悪性腫瘍患者であることが多く、歯科疾患により疼痛や咀嚼障害を認めQOLが著しく低下している時は積極的に対処すべきである。
- 膿瘍形成を伴うか、動揺度が3度以上の歯が存在し、疼痛、咀嚼障害、義歯装着困難などがみられる場合は、BP製剤使用中であっても放置せず抜歯等を行いQOLの改善を図る。ただし、術後骨露出や局所感染が持続する可能性について十分説明し、同意を得ておくことが重要である。
- 顎骨壊死をすでに発症している場合は、臨床的ステージにより対応する（表

4）が，表層で腐骨分離しているとき以外は病院歯科に紹介することが望ましい．

》抗RANKLモノクローナル抗体製剤ランマーク®，プラリア®（デノスマブ）使用中の患者

　BP製剤使用中の患者と同様の対応をすればよいと考えられるが，ランマーク®使用患者はプラリア®使用患者に比し，顎骨壊死の発症リスクは高いと推測される．

顎骨壊死を引き起こすリスクの評価

》BP製剤の種類によるリスク
- 注射用製剤＞経口製剤
- 窒素含有製剤＞窒素非含有製剤
- 窒素含有製剤：フォサマック®，ボナロン®，アクトネル®，ベネット®，ボノテオ®，リカルボン®，ゾメタ®，アレディア®，ビスフォナール®
- 窒素非含有製剤：ダイドロネル®
- 半減期長い＞半減期短い
- 半減期の長い製剤：フォサマック®，ボナロン®

》薬剤使用歴
- 経口BP製剤の服用期間が3年未満　→リスクは最小あるいはない．
- 経口BP製剤の服用期間が3年以上　→服用期間の長さに従って高リスク．
- ゾメタ®（4 mg/月）→6～12カ月の投与で高リスク．
- アレディア®（90 mg/月）→10～16カ月の投与で高リスク．

》口腔内局所因子
- 口腔衛生状態の不良
- 歯性慢性炎症疾患（重症歯周病，慢性根尖性歯周炎）とその急性化の存在
- 骨隆起，骨鋭縁の存在
- 下顎＞上顎

》画像所見

歯槽硬線や歯槽骨の広範な硬化，歯根膜腔の拡大はBP製剤の毒性の初期徴候を示している．

》血清CTX値（Ⅰ型コラーゲン架橋C-テロペプチド値）

- 経口BP製剤に起因する骨再生の全身的抑制にほぼ相関する．
- 100 pg/mL 以下……顎骨壊死の高リスク
- 100～150 pg/mL……中等度のリスク
- 150 pg/mL 以上……最小限のリスクまたはリスクなし

専門医からのメッセージ

- ステロイド剤内服患者や高齢女性では骨粗鬆症に対する治療がなされている可能性があり，処方歴を確かめることが重要である．
- BP製剤が投与されている際は，製剤名や処方期間を確認し，顎骨壊死のリスクを評価する．中止せざるをえない場合は，PTH製剤など代替薬もあるので内科主治医と相談することが望ましい．

■ 参考文献

1) Robaert E. Marx 著　日本口腔外科学会翻訳監修：顎骨壊死を誘発するビスフォスフォネート．クインテッセンス，東京，2009．
2) 社団法人日本口腔外科学会：ビスフォスフォネート系薬剤と顎骨壊死～臨床病態と治療ガイドライン 2008．
3) 社団法人日本口腔外科学会：ビスフォスフォネート系薬剤と顎骨壊死～理解を深めていただくために．2008．
4) J Oral Maxillofac. Surg. 68：107-110, 2010.
5) 日本口腔科学会雑誌　63：269-274, 2014.

2 抗凝固剤，抗血小板剤使用患者

ここがポイント

❶ 問診により，抗凝固剤・抗血小板剤（表5）の使用の有無を確認するとともに，基礎疾患について十分把握する必要がある．内科主治医に照会し正確な情報を得る．

● 問診のポイント
  ▶ 抗血栓療法の基礎疾患の把握
  ▶ 抗血栓療法の種類
  ▶ 抗血栓療法のコントロール状況

❷ *抗血栓療法のコントロール状況について把握する．ワーファリン（ワルファリン）服用患者においては，直近のPT-INR値について情報を得る．

❸ これら薬剤の投与中止が可能であるかどうかについても確認しておく．
  ▶ ワーファリン中止が困難な症例では，PT-INRを高めにコントロールしている場合が多く，中止すると血栓を形成しやすく，中止しなければ出血のリスクが高くなると考えてよい．中止する場合は*ヘパリン化が必要となるため，適応について専門医の指示を仰ぐべきである．

❹ 他に出血傾向を伴いやすい基礎疾患がないかどうかを確認する．肝障害，腎不全，骨髄増殖性障害，アミロイドーシス，全身性エリテマトーデスなど．

❺ 急激な血圧上昇が後出血を助長するリスクがあるので，必ず血圧をチェックしておく．

❻ 出血を伴う歯科処置であっても，抗血栓療法を中止・減量するこ

28　各　論

❼ 伝達麻酔は避け，エピネフリン含有局所麻酔薬を用いた浸潤麻酔で対応する．使用量に注意する．

❽ ワーファリンの作用を増強する薬剤の使用は避ける．**マクロライド系，ニューキノロン系抗菌薬の使用は避ける**．鎮痛剤の多くは，ワーファリン，抗血小板剤の作用を増強するが，ボルタレン®（ジクロフェナク），ブルフェン®（イブプロフェン），ナイキサン®（ナプロキセン）は影響が少ないとされている．できるかぎり，頓服で最小量処方する．

❾ PT-INRに関してこれまでの報告をみると，高齢者では，1.6未満では虚血性イベントが，2.6以上では出血性イベントの発症率が高くなる傾向がみられる．PT-INR 2.0程度（1.6～2.5）にコントロールされている場合，抜歯を含む歯科治療を比較的安全に行えるものと思われる．

❿ 抗血栓療法中断中の血栓性合併症発症の頻度は約1%であるとの報告がある．中断中にイベントを引き起こした場合は重症となることがほとんどであるとされている．

⓫ 抗血栓療法を行っている患者において，非休薬で歯科観血処置を行った場合の術後出血の頻度は22.2%であり，術後2時間後に術後出血が生じやすいとの報告がある．アポイントは午前の早い時間帯が望ましい．

⓬ 新規抗凝固薬（トロンビン直接阻害薬，合成Xa阻害薬）の出血傾向への影響に関するデータが少ないため，これらの薬剤を使用中の外科処置は慎重に行うべきである．

⓭ 上記の事項について，患者に十分説明したうえで治療をすすめることが大切である．

表 5 抗血栓薬について

種　類		代表薬剤（一般名）	作用点
抗凝固薬	合成Ⅹa阻害薬	アリクストラ®（フォンダパリヌクス），イグザレルト®（リバーロキサバン），リクシアナ®（エドキサバン），エリキュース®（アピキサバン）	アンチトロンビンⅢと結合し，Ⅹ因子生合成抑制
	クマリン系薬	ワーファリン（ワルファリン）	プロトロンビン，第Ⅶ・Ⅸ・Ⅹ因子合成抑制
	トロンビン直接阻害薬	プラザキサ®（ダビガトラン）	トロンビンの活性阻害
抗血小板薬		パナルジン®（チクロピジン），プラビックス®（クロピドグレル），プレタール®（シロスタゾール），ドルナー®（ベラプロスト）など，バファリン®，バイアスピリン®（アスピリン）など	

*抗血栓療法
①抗血小板療法：動脈硬化を基盤として発症する心筋梗塞，脳梗塞の予防．
②抗凝固療法：深部静脈血栓症，肺塞栓症，心房細動による血栓塞栓症などの予防．
　▶抗凝固療法と検査
　　・凝固系の変化：PT，APTT，凝固時間に反映

> 正常値　PT 12秒前後（PT-INR 1 ± 0.1）

*ヘパリン化
手術の3～5日前までにワーファリンを中止し，ヘパリンに変更して術前の抗凝固療法を行う．APTTが正常対照値の1.5～2.5倍に延長するようにヘパリンの投与量を調節する．手術の4～6時間前からヘパリンを中止するか，手術直前に硫酸プロタミンでヘパリンの効果を中和する．いずれの場合も手術直前にAPTTを確認して手術に望む．術後は可及的速やかにヘパリンを再開する．病状が安定したらワーファリン療法を再開し，PT-INRが治療域に入ったらヘパリンを中止する．ただし，近年，血栓塞栓症予防効果に関して否定的な報告が多い．専門医の指示に従い適応を考慮すべきである．

準備すべきもの

① 局所止血薬：サージセル®（酸化セルロース），アビテン®（微線維性コラーゲンなど）（参照 止血薬の種類p.18）
② 縫合セット
③ 歯肉包帯材料
④ 止血床

歯科治療において留意すべき事項

》 抗血小板療法を行っている場合

- 抗血小板剤は中止・減量することなく，歯科治療（スケーリング，歯周治療），抜歯を行う．
- 出血を伴う処置を行う場合は，局所止血処置を行える準備を整えておく．抜歯では，抜歯窩内への局所止血材（サージセル®，アビテン®など）の挿入と縫合処置を必ず行う．
- 鎮痛剤は抗血小板作用があるので，必要最小量の投与に止める．
- 下顎埋伏智歯抜去や舌腫瘍切除などの口底や舌筋に内出血が波及する可能性のある処置は病院歯科へ紹介する

》 ワーファリンによる抗凝固療法を行っている場合

PT-INRが2.6未満である場合（高齢者）

- 抗凝固剤は中止・減量することなく，歯科治療（スケーリング，歯周治療），抜歯を行う．
- 観血処置を行う場合は，午前の早い時間帯にアポイントを取り，局所止血処置を行える準備を整えておく．抜歯では，抜歯窩内への局所止血材（サージセル®，アビテン®など）の挿入と縫合処置を必ず行う．後出血は抗凝固療法患者の方が生じやすいので，必要に応じて止血床も用いる．
- 抗菌剤はマクロライド系，ニューキノロン系は避ける．
- 鎮痛剤はワーファリンの作用に比較的影響の少ないボルタレン®，ブルフェン®，ナイキサン®を頓服で最小量処方する．

- 後出血や歯肉の自然出血をみた場合には，エピネフリン含有局麻剤を出血点からやや離れた部位に十分に注入し止血を図ると同時に，不良肉芽組織の再掻爬など出血の原因除去を行い，局所止血材の挿入，縫合，歯肉包帯の貼付，止血床の装着などあらゆる局所処置を行う．局所処置で止血をみない場合には，ワーファリンの投与中止やビタミンKや新鮮凍結血漿の投与が必要となるため，病院歯科に紹介する．

PT-INRが2.6以上である場合（高齢者）

- PT-INRが3.0未満であれば歯科処置後の後出血は少ないとの報告もあるが，脳内出血など口腔以外の部位での出血リスクもあるため，病院歯科への紹介が望ましい．
- 急性歯性感染症などで，投薬が必要なときは，抗菌剤としてはマクロライド系，ニューキノロン系は避け，鎮痛剤としては，ボルタレン®，ブルフェン®，ナイキサン®など比較的影響の少ない薬剤を最小量投与する．

専門医からのメッセージ

- 抗血小板薬・抗凝固薬と手術は大きな問題で，歯科治療だけの問題ではない．
- 手術を行う先生側としては投与を中止したいと考えがちだろうが，血栓塞栓症リスクと出血リスクの両方を加味して検討することが望ましい．

■ 参考文献

1) Circulation Journal 68：循環器疾患における抗凝固・抗血小板剤に関するガイドライン，2004.
2) 上田裕，須田英明ほか：有病者・高齢者歯科治療マニュアル．医歯薬出版，東京，1996.
3) Progress in Medicine 25：404-410,2005.
4) 日本医事新法．No.4124：21-25,2003.
5) Haemostasis 15：283-292,1985.
6) 浦部晶夫 他：今日の治療薬 2014．南江堂，東京，2014.

3 ステロイド剤使用患者

ここがポイント

① 問診により，ステロイド剤使用の基礎疾患（表6），ステロイド剤の種類，投与量，投与時期について確認する．

● 問診のポイント
- ▶ ステロイド剤使用の基礎疾患
- ▶ ステロイド剤の使用状況
- ▶ ステロイド剤使用に伴う合併症の把握

② ステロイド剤使用に伴う合併症の有無について情報をえる．
- ▶ 副腎皮質機能の低下
- ▶ ステロイド性糖尿病：血糖値（HbA1$_C$値），血糖降下剤やインスリン使用の有無
- ▶ 骨粗鬆症：BP製剤あるいは抗RANKLモノクローナル抗体製剤使用の有無
- ▶ 消化管潰瘍

③ 歯科治療に伴うストレスの程度を勘案し，ステロイドカバー（表7）が必要かどうかについて検討する．ステロイドカバーにはソル・コーテフ®（ヒドロコルチゾン）の使用が望ましい．

④ 創傷治癒が遅延すること，感染に対する防御機能が低下していることに留意する．

⑤ 多少出血しやすくなることに留意する．

⑥ ストレスの感じかたには個人差があるので，画一的に対処することなく個々の患者の特質を考慮する必要がある．

⑦ NSAIDsの投与は少量にとどめ，H2ブロッカーの併用も考慮する．

⑧ 糖尿病合併，BP製剤あるいは抗RANKLモノクローナル抗体製剤

併用の可能性があり注意を要する．使用している場合は，顎骨壊死発症のリスクが高いと考えて，細心の注意が必要である．病院歯科に紹介することが望ましい．

準備すべきもの

① 点滴セット
② ソル・コーテフ®（ヒドロコルチゾン）

歯科治療において留意すべき事項

》生理的分泌量以下（プレドニン®5 mg/日，リンデロン®0.5 mg/日以下）のステロイド剤が維持投与されている場合

- 維持投与されているステロイド剤を必ず服用することを指示し，処置当日の服用を確認した後に，歯科治療や歯科外科処置を行う．
- 基本的にステロイドカバーは必要でないが，*急性副腎皮質機能不全の兆候がみられた時には，ただちにステロイドカバーを行う．

》生理的分泌量以上（プレドニン®5 mg/日，リンデロン®0.5 mg/日以上）のステロイド剤が維持投与されている場合，または1年以内に服用の既往がある場合

- 基本的にはステロイドカバーを行ったうえで処置を行うことが望ましいが，必ず必要というわけではない．維持投与されているステロイド剤を必ず服用することを指示し，処置当日の服用を確認する．ステロイドカバーを行うかどうかは，処置の侵襲度と患者のストレスに対する反応を勘案して決定する．
- ステロイドカバーを行わない場合であっても，静脈ラインを確保し，急性副腎皮質機能不全の兆候がみられた際にただちに対応できるようにしておく．

表6 ステロイド剤が長期投与される主な疾患

膠原病	ベーチェット病，SLE，関節リウマチ，強皮症，多発性筋炎，皮膚筋炎など
血液疾患	白血病，悪性リンパ腫，多発性骨髄腫，ITP，再生不良性貧血，溶血性貧血など
呼吸器疾患	気管支喘息など
消化器疾患	潰瘍性大腸炎など
内分泌疾患	*アジソン病，ACTH単独欠損症，甲状腺中毒症，亜急性甲状腺炎，副腎皮質機能不全など
皮膚疾患	尋常性天疱瘡，アトピー性皮膚炎など
アレルギー疾患	薬剤その他の化学物質によるアレルギー
肝疾患	自己免疫性肝炎など
神経疾患	筋硬直症，顔面神経麻痺，小舞踏病，末梢神経炎，多発性硬化症，重症筋無力症など
悪性腫瘍	緩和医療で使用される

表7 ステロイドカバーの方法

点滴	ソル・コーテフ®（ヒドロコルチゾン）100 mgを処置直前に投与し，血圧，心拍数をモニターする．血圧低下，心拍数減少，全身倦怠感，腹痛，悪心・嘔吐，呼吸困難，チアノーゼ，意識障害など急性副腎不全を疑う症状がみられた場合には，ヒドロコーチゾン100 mgを追加投与する．
内服	プレドニゾロン，プレドニン®（プレドニゾロン）25 mgを処置の2時間前に内服させる． 他のステロイド剤を使用している時にはヒドロコルチゾン100 mgに相当する用量を処置の2時間前に内服させる（表8）．

---

*急性副腎皮質機能不全

生体が必要とする副腎皮質ホルモン需要量に対し，その供給量が急速に不足し，循環不全を主徴として発症する状態．

▶ 病因
①慢性副腎皮質機能低下症に発症するもの．
②副腎卒中～副腎の急激な出血，壊死．
③ステロイド離脱症候群

▶ 症状：倦怠感，腹痛，悪心・嘔吐，下痢，発熱，血圧低下，呼吸困難，チアノーゼ，意識障害などがみられ，急速に進行して，体内ナトリウムの喪失と細胞外液の減少によりショックをきたす．

▶ 治療：緊急にステロイド剤を投与すると同時に，ブドウ糖，電解質を輸液する．

表8　生理的分泌量
健常者の副腎皮質から，ヒドロコルチゾンに換算して，成人1日当たり20 mgのステロイドが分泌される．

商品名（一般名）	力価	生理的分泌量（換算）
コートン®（コルチゾン）	0.8	25 mg
ソル・コーテフ®（ヒドロコルチゾン）	1	20 mg
プレドニゾロン，プレドニン®（プレドニゾロン）	4	5 mg
ソル・メドロール®（メチルプレドニゾロン）	5	4 mg
デカドロン®（デキサメタゾン）	30	0.5 mg
リンデロン®（ベタメタゾン）	30	0.5 mg

ストレスの少ない歯科外科処置（簡単な抜歯など）

- 二次感染の予防のため，術前より抗菌薬の投与を開始し，術後も通常よりやや長めに投与する．
- 維持投与されているステロイド剤を必ず服用することを指示し，処置当日の服用を確認した後に，処置を行う．ステロイドカバーができる体制を整えておく．

口腔外科手術（埋伏歯抜去，歯根端切除術など）

- 二次感染の予防のため，術前より抗菌薬の投与を開始し，術後も通常よりやや長めに投与する．
- ステロイドカバーを行い手術を施行する．追加投与が必要な場合もあるため点滴による方法が望ましい．
- 糖尿病がコントロールされていない場合やBP製剤や抗RANKLモノクロー

＊アジソン病（慢性副腎皮質機能低下症）
- 種々の原因により，副腎皮質の90％以上が破壊され，グルココルチコイド（主としてコルチゾール），ミネラルコルチコイド（主としてアルドステロン）および副腎性アンドロジェンの欠落症状とACTHの過剰症状を呈する疾患である．易疲労，脱力，食欲不振，体重減少，悪心・嘔吐，低血糖，頭痛，筋肉痛，下痢または便秘，Na・水分の消失，Kの体内貯留，低血圧，性機能障害，脱毛，全身の褐色色素沈着などがみられる．
- 治療としては，グルココルチコイドの補充が治療の主体となる．ハイドロコルチゾンを維持量として20 mg/日を経口投与する．

ナル抗体製剤を使用中の場合は病院歯科に紹介するのが望ましい.

専門医からのメッセージ

- 内分泌疾患,膠原病,アレルギー疾患,悪性腫瘍などを合併する疾患では必ず内服歴を確認する.
- ステロイド剤が処方されている場合は,薬剤名・投与量・処方期間を確認し,処置の侵襲性も考慮してステロイドカバーの必要性を考慮する.
- 観血的処置の前に抗菌薬投与など感染予防処置をとることが望ましい.

■ 参考文献
1) 小谷順一郎,田中義弘:知りたいことがすぐわかる高齢者歯科医療.永末書店,京都,2008.
2) 上田裕,須田英明ほか:有病者・高齢者歯科治療マニュアル.医歯薬出版,東京,1996.
3) 長崎県保険医協会:病気を持った患者の歯科治療 改訂版.長崎保険医協会,長崎,2011.
4) 上田英雄,武内重五郎 総編集:内科学 第4版.朝倉書店,東京,1987.

4 ランマーク®，プラリア®使用患者

- ランマーク®（デノスマブ）は，BP製剤とは作用機序が異なる骨吸収抑制剤で，破骨細胞の形成，機能，生存に必須のメディエーターであるRANKL（receptor activator of nuclear factor-κB ligand）を特異的に阻害し，破骨細胞による骨吸収を抑制する分子標的治療薬（モノクローナル抗体製剤）である．
- ランマーク®の適応疾患は多発性骨髄腫による骨病変および固形癌骨転移による骨病変である．
- 副作用として，低カルシウム血症，疲労，悪心，関節痛，無力症，下痢，顎骨壊死がある．顎骨壊死の頻度は1.8%と報告されている．投与1年以内でも発症しているが，1年以上の投与で顎骨壊死の発症リスクは高くなるようである．顎骨壊死患者の61.8%が抜歯後に発症しており，48.3%に口腔内感染がみられたと報告されている．
- プラリア®（デノスマブ）も骨粗鬆症治療薬として認可され，6カ月に1回の投与でよい．ランマーク®，プラリア®は皮下投与が可能なため，今後使用頻度が増加してくるものと思われる．
- 歯科治療においては，BP製剤と同様の配慮が必要である．

専門医からのメッセージ

- 参照 1 BP製剤，抗RANKLモノクロナール抗体製剤使用患者の項「専門医からのメッセージ」p.27

■ 参考文献
1) Ann Oncol 23：1341-1347, 2012.

5　降圧剤，ACE阻害薬服用患者

- 高血圧症治療の第一選択薬であるACE阻害薬（アンジオテンシン変換酵素阻害薬）を服用している患者において，ときに口腔・咽頭・顔面領域のクインケ浮腫（*神経血管性浮腫）を生じることがあるので注意を要する．ARB（アンジオテンシンⅡ受容体拮抗薬）による報告もある（表9）．
- 高血圧症で治療を受けている患者においては，問診時に薬剤の種類についても把握しておく必要があり，ACE阻害薬やARBを服用していれば，歯科治療を契機にクインケ浮腫を惹起することがあることについて念頭におく必要がある．また，クインケ浮腫の既往やアレルギー体質の有無についても確認しておく．
- 咽頭部・舌・口底などににクインケ浮腫が生じた場合，気道確保が必要になることがあり，ときには生命の危険が生じる．したがって，全ての医師・歯科医師はこの副作用の特徴を熟知している必要がある．気管切開を必要とした症例や死亡例も報告されている．

表9　神経血管性浮腫を生じる可能性のある薬剤

- ▶アスピリンなどのNSAIDs
- ▶ペニシリン
- ▶ACE阻害薬，ARB
- ▶経口避妊薬（ピル，エストロゲン）
- ▶線溶系酵素（ストレプトキナーゼ，アルテプラーゼなど）

*神経血管性浮腫
皮下・粘膜下組織にみられる限局した一過性の浮腫で，1922年にQuinckeにより初めて報告された．好発部位は顔面，舌，口唇，咽頭領域で，急速に進行し，ときに迅速な気道確保が必要となる場合もある．

歯科治療において留意すべき事項

- 局所麻酔や抜歯などが誘因となることがあるので，ACE阻害薬服用患者において急激な口唇や口腔粘膜の腫脹がみられた際にはクインケ浮腫を疑う．抗菌薬やNSAIDsを投与していれば，原因となっている可能性も念頭に置くべきである．
- クインケ浮腫が疑われ，舌挙上が著明であったり，咽頭部に腫脹がある時はただちに病院歯科に紹介する．

ACE阻害薬によるクインケ浮腫の特徴

- ACE阻害薬服用患者の0.1～0.5％に発症するとされており，発症部位はほとんどが，顔面，舌，咽頭であると報告されている．服用開始から1週間以内に発症する場合が多い（60％）とされているが，6カ月以上経過した後に発症した症例もみられる（10％程度）．発症機序として，ACE阻害薬は，キニン分解酵素であるキニナーゼをも阻害してしまうため，血中ブラジキニン濃度が上昇する．ブラジキニンは毛細血管の拡張や血管透過性の亢進を引き起こし，結果的に浮腫を引き起こす．
- 治療はステロイド剤，抗ヒスタミン剤，エピネフリン，C_1エステラーゼインヒビターなどが用いられるが，即効性はなく，消退までの時間を短縮するかどうかについても一定の見解を得るに至っていない．

専門医からのメッセージ

- クインケ浮腫は，ACE阻害薬服用患者の中で発症率は決して高くなく希な病態であるが，心の片隅にとどめておかれたい．

■ 参考文献

1) Dtsch. Med. Wschr. 117：727-732, 1992.
2) 耳鼻臨床　99：461-466, 2006.

6　リウマトレックス®服用患者

- リウマトレックス®（メトトレキサート（MTX））は関節リウマチの治療の第一選択薬として多くの患者に使用されている．日本には約70万人の関節リウマチ患者がいるとされ，歯科治療の機会も増加するものと思われる．
- MTXはもともと抗癌剤であるため，その直接作用で重篤な口内炎を惹起することもあるが，近年，MTX関連リンパ増殖性疾患（MTX-LPD）の発生が問題になっている．
- MTX-LPDはリンパ腫様肉芽腫症から悪性リンパ腫まで病態がさまざまである．口腔内にも発症することがあり，リウマトレックス®服用患者で，難治性の大きな潰瘍や腫瘍性病変がみられた場合には本病変を疑うべきである．
- 歯肉に発症した場合は顎骨壊死を伴うとの報告が多い．MTXの投与中止のみで軽快する場合もあるが，悪性リンパ腫として抗癌剤による化学療法を行なわなければならない場合もある．
- 口腔内のMTX-LPDが疑われた場合は，ただちに病院歯科に紹介する．

歯科治療において留意すべき事項

- リウマトレックス®使用患者では，免疫力低下が想定されるため感染予防に十分留意すべきである．
- 抜歯などの観血処置を行う場合には，抗菌薬の予防投与が必要である．

専門医からのメッセージ

- 免疫抑制下にあるので，観血的処置の前に抗菌薬投与など，感染予防策を徹底することが望ましい．

■ 参考文献
1）Head Neck Pathol 4：305-311,2010.　　2）Clin Rheumatol 26：1585-1589, 2007.

7 狭心症治療薬 シグマート®服用患者

- 冠動脈拡張剤シグマート®（ニコランジル）を服用している患者において，難治性の口内炎を惹起することがあることを念頭におく必要がある．
- 難治性口内炎の患者において，シグマート®の服用が判明した場合，内科主治医に連絡し，シグマート®以外の薬剤への変更を依頼する．口内炎に対する対症療法を行いながら治癒を確認する．
- 自院で処方した薬剤による薬剤性口内炎で重症と判断した場合には，ただちに薬剤の服用中止を指示し専門病院に紹介する．

薬剤性口内炎について

- シグマート®による口内炎は高齢者に多くみられるが，性差はみられない．
- 口腔病変は，痛みを伴うアフタからびらん性口内炎，潰瘍などがあり，大きさもさまざまである．舌にできることが多いが，口腔全体にも生じる．
- 薬剤投与から発症までの期間が長い場合が多く，SJS（スティーブンス・ジョンソン症候群）やTEN（中毒性皮膚壊死症）のような重症例の報告はない．
- フランスの報告によるとニコランジル20 mg/日以上の容量で発症率が高まるとのことだが，日本での保険適用量は15 mg/日である．

専門医からのメッセージ

- ニコランジル服用中であっても歯科治療には影響しない．
- むしろ基礎疾患として狭心症や心筋梗塞が存在するはずなので，病歴を確認し，病状が安定しているかどうか判断されたい．

■ 参考文献

1）厚生労働省：重症副作用疾患別対応マニュアル　スティーブンス・ジョンソン症候群（皮膚粘膜眼症候群）．
2）西日皮膚　66：ニコランジルによると思われる口腔潰瘍—著明な体重減少をきたした1例. 266-268, 2004.

8 ドグマチール®使用患者

- ドグマチール®（スルピリド）には，**アビリット®**，**ミラドール®**，後発薬として**スルピリド®**，**ピリカップル®**などがあるが，多彩な作用を有し，うつ病・うつ状態，統合失調症，胃・十二指腸潰瘍などに用いられる．長期服用で*遅発性ジスキネジアをきたす場合がある．口腔ジスキネジア（表10〜12）をみた場合，本剤使用の有無を確認する必要がある．多彩な薬理作用を有し，使用しやすいこともあり，一般通院患者の中にも本剤を服用している場

表10　口腔ジスキネジア

- 繰り返し唇をすぼめる
- 口をもぐもぐさせる
- 下顎の前方突出・側方運動
- 歯を食いしばる
- 舌の捻転や突出などの不随意運動

表11　口腔ジスキネジアの要因

- 特発性：脳の加齢性変化
- 薬剤性（表3）
- 錐体外路疾患：ハンチントン病，ウイルソン病など
- 歯科的原因：義歯の不安定，咬合異常など
- その他特異的疾患：副甲状腺機能低下症，アジソン病など

表12　遅発性ジスキネジアを惹起する可能性のある薬剤

- ・定型抗精神病薬
- ・非定型抗精神病薬
- ・抗パーキンソン病薬
- ・抗うつ病薬：**アモキサン®**（アモキサピン）など
- ・消化管機能改善薬：**プリンペラン®**（メトクロプラミド）

*遅発性ジスキネジアについて
抗精神病薬や抗パーキンソン病薬の副作用として発症する．抗精神病薬を1年以上服用した患者の10〜20％（定型抗精神病薬では30％程度），抗パーキンソン病薬服用患者の50％以上に発症するといわれている．症状は口周囲，顔面，頸部から始まることが多く，四肢や胴体におよぶ不随意運動の総称である．

合が意外と多い．
- 口腔領域のジスキネジアがあり，本剤を服用している場合，主治医に対診し，減量や他剤への変更を依頼する．
- ジスキネジアの治療にはグラマリール®（チアプリド）が有効な場合が多い．

歯科治療において留意すべき事項

- 口腔ジスキネジアは不安定な義歯の装着により助長されるといわれている．義歯装着患者の場合は，まずは義歯の安定や咬合関係の正常化を図る．
- 口腔ジスキネジア患者において口底・舌の潰瘍をしばしば発症する．残根やう歯などの刺激源は速やかに除去する．下顎義歯の舌側形態にも配慮が必要で，舌運動の妨げならないようにする．
- 口腔内で器具を操作する場合，ガード＆レストの原則を忠実に行い，口腔粘膜を損傷しないよう細心の注意が必要．
- 薬剤服用の原疾患についても配慮が必要である（ 参照 パーキンソン病患者 p.157～，精神障害患者 p.177～）．特に嚥下障害がないか確認する．

専門医からのメッセージ

- 食欲・意欲を出す作用がある．眠気が出にくい，効果発現が早い（1週間程度から）などから，いまだに使用頻度が高い薬である．
- 用量が多いほどジスキネジア，パーキンソニズムを多くみるが，例外もある．一般的には 150 mg/日で使用されるが，それよりも多い場合や，腎障害がある場合は特に注意が必要である．
- 薬剤性以外のジスキネジアももちろんある．どうしても抗精神病薬を必要とするケースもあり，安易に薬の中止を指示するより主治医と相談を進めるほうが理想的である．

■ 参考文献
1）浦部晶夫　他：今日の治療薬　2014．南江堂，東京 2014
2）小谷順一郎，田中義弘：知りたいことがすぐわかる高齢者歯科医療．永末書店，京都，2008．
3）和気裕之　他：有病者歯科ポケットブック　全身疾患 VS 歯科治療．デンタルダイヤモンド，東京，2013．

第2章 循環器疾患患者

歯科治療に際して，原疾患の病態把握はもちろんのこと，①心不全の程度，②不整脈の有無と危険度，③抗菌薬の予防投与の必要性の有無，④抗凝固剤や抗血小板剤服用への対応，について常に念頭に置かねばならない．

1 心不全患者

ここがポイント

❶ 問診により，心不全の基礎疾患を把握するとともに，歯科治療を行う際のリスク評価を行う．NYHA（New York Heart Association）による心機能分類（表1）を用いるのが有用である．心不全の程度は，歯科処置をどこまで行うかの重要な指標であるので，十分に把握する．

● 問診のポイント
  ▶ 心不全の基礎疾患は何か
  ▶ 心不全の程度の把握（表1）

❷ NYHA Ⅰ～Ⅲ度の患者は歯科医院を受診する可能性があるが，基本的にはⅠ～Ⅱ度の患者にとどめ，Ⅲ度以上では病院歯科に依頼するのが望ましい．

❸ 起坐呼吸や下肢の浮腫，尿量減少などが急激に進行した場合には心不全の増悪を考慮する．歯科診療時の水平臥位は息苦しさを憎悪させることがあるので注意が必要である．

❹ 末梢血管収縮は，精神的ストレスや痛み刺激に伴う交感神経緊張によって生じるので，不安・緊張を取り除き，疼痛刺激を可能なかぎり軽減するようつとめる．

46　各 論

❺ エピネフリンの通常使用量では，全身の末梢血管に対して拡張性に作用するため，エピネフリン含有局所麻酔薬の使用は可能である．閉塞性肥大型心筋症患者には使用しないほうが良い．**オーラ®注は他の歯科用局麻剤の2倍量のエピネフリンを含有している**ことに留意する．

❻ 当日の患者の体調を問診により確認し，処置を行うかどうかを決定する．

❼ 心不全患者では，肝血流，腎血流が減少し，薬剤の体外への排泄が遅延しやすいので投薬に関して注意を要する．

❽ 心不全の原因が，弁膜症，先天性心疾患，閉塞性肥大型心筋症であれば，感染性心内膜炎に対する予防的抗菌薬投与を考慮する（参照 心臓弁膜症患者の項p63〜）．抗菌薬の予防投与の必要な病態については十分確立されてないため，内科主治医と相談のうえ，適応を決定する．

❾ 抗血小板剤，抗凝固剤を服用している場合があり，観血的処置を行うに際し注意を要する（参照 抗凝固剤，抗血小板剤使用患者の項p28〜）．

❿ 原則的には非ステロイド性消炎鎮痛薬の使用を避ける．必要なときは最小量を投与する．NSAIDsを用いると，プロスタグランジン合成阻害により，腎血流の低下やナトリウム，水分の貯留が生じ心機能を低下させる可能性がある．

心不全の定義

心不全とは心筋のポンプ機能が障害され，生体の各組織に必要な酸素を供給するだけの血液を拍出できなくなった状態をいう．心臓弁膜症，高血圧症，虚血性心疾患，心筋症，不整脈などの心疾患，甲状腺機能亢進症，肺気腫などが進行した結果発現する．

表1　New York Heart Association（NYHA）による心機能の分類

重症度		病　態
Ⅰ度	日常生活は何ともない	身体的活動を制限する必要のない心臓病患者で，日常生活における身体的活動の程度では，疲労，動悸，息切れ，狭心痛が起こらないもの．
Ⅱ度	屋外の生活で何らかの症状を感じる	身体的活動を軽度ないし中等度に制限しなければならないもの．安静にしていれば何ともないが，日常生活において普通の身体活動の程度でも，疲労，動悸，息切れ，狭心痛を起こすもの．
Ⅲ度	室内でも何らかの症状を感じる	身体的活動が著明に制限されているもの．安静時には何の愁訴もないが，日常生活において普通以下の身体的活動でも，疲労，動悸，息切れ，狭心痛を起こすもの．
Ⅳ度	安静にしていても症状がある	軽い身体活動の程度で，必ず愁訴を生じる患者．安静にしていても心不全の症状や狭心痛があり，少しでも安静を外し軽い身体活動を行うと愁訴が増強するもの．

（一部改編）

臨床症状

- 心拍出量低下〜乏尿，四肢冷感，めまい，全身倦怠感，頻脈，血圧低下．
- 肺うっ血〜労作性呼吸困難，発作性夜間呼吸困難，起坐呼吸，喘鳴，*SpO_2低下．
- 全身のうっ血〜下腿浮腫，胸腹水，肝腫大，頸動脈怒張．

準備すべきもの

❶ 酸素吸入装置
❷ パルスオキシメーター
❸ 血圧計
❹ AED

---

*SpO_2（経皮的動脈血酸素飽和度）
パルスオキシメーターを用いて測定する．血液中のヘモグロビンのうち酸化ヘモグロビン（酸素と結合しているヘモグロビン）の割合をパーセントで表したもの．輸送される酸素量は，おもにヘモグロビンと酸素の結合の程度（肺の因子，ヘモグロビン濃度（貧血の程度），心拍出量の3因子で規定されている．SpO_2はこれらのうち肺の因子をみていることになる．
▶ 基準値……94%〜97%
▶ クリティカルライン……90%以下（SpO_2 90%はPaO_2 60 mmHgに相当）

歯科治療において留意すべき事項

NYHA Ⅰ・Ⅱ度の患者

- 基礎疾患に対する配慮が必要であるが，歯科処置を行ううえで特段の問題はない．
- 歯科用キシロカイン®はカートリッジ2本程度まで使用可能である．
- 患者が楽に呼吸できる起座位での治療が望ましい．できればパルスオキシメータでSpO_2をモニターする．

NYHA Ⅲ度の患者

❶ 歯科用キシロカイン®はカートリッジ1本程度まで使用可能であるが，応急処置にとどめ，病院歯科に紹介することが望ましい．
❷ 処置中は鼻カテーテルからの酸素投与を考慮する．1～2 mL/min程度．SpO_2 95％以上であれば不要．ただし，いつでも酸素投与できるように準備しておく．

NYHA Ⅳ度の患者

- 訪問診療などで診察する場合，義歯の調整程度にとどめ，観血処置などストレスの高い処置は病院歯科に紹介するのが望ましい．

専門医からのメッセージ

①息切れか呼吸困難といった自覚症状が悪化していないか．
②体重増加や下腿浮腫がみられないか．
③当日のバイタルサイン（血圧，脈拍，呼吸数など）に異常がないか．
以上①～③を確認する．
問題がある，もしくは不安を感じる場合は，かかりつけ医や専門医に相談する．

2 高血圧患者

ここがポイント

❶ 詳しい既往歴の問診，内科医から処方されている薬剤の種類と量を把握する．コントロール状態が悪い場合や臓器障害が疑われる場合には，内科主治医に必ず照会する．脳血管障害，虚血性心疾患，心不全，腎疾患，大動脈瘤を含む血管疾患などの臓器障害合併の有無について把握することが重要である．

❷ 血圧が高いにもかかわらず未治療の場合は，内科医に紹介しコントロールを優先する．

● 問診のポイント
  ▶ 血圧のコントロール状態
  ▶ 臓器障害や糖尿病などの他疾患合併の有無の把握
  ▶ 降圧剤の種類（表2），量

❸ 歯科治療は精神的ストレスと肉体的苦痛の両者が，内因性カテコラミンの放出を促し，血圧変動要因として働く．強い不安を訴える患者には抗不安薬（参照 おもな抗不安薬の種類p.175）の処方も考慮する．
  ▶ 不安や恐怖心を取り除く．
  ▶ 痛み刺激を最小にする．

❹ 最近の血圧コントロールの状態を把握する．

❺ 通常血圧と歯科治療中の血圧変動幅をあらかじめ把握しておく．通常血圧の±20〜30％以上の変動は循環動態に影響があると考えてよい．

❻ 歯科治療前の血圧が180 mmHg，最低血圧110 mmHg以上を当日の歯科治療中止の目安とする．

❼ 治療中の急激な血圧上昇には降圧剤投与で対応しなければならない時があるが，急激な血圧低下をきたさないよう注意する．とくに，両側頸動脈高度狭窄や主幹脳動脈閉塞のある患者では危険である．
❽ 治療のアポイントは降圧剤服用後1時間経過以降が望ましい．当日の降圧剤服用を必ず確認する．
❾ 降圧剤の種類（交感神経遮断薬）によっては，デンタルショックなどで血圧が低下した場合に昇圧が困難な場合があるので注意を要する．（参照 デンタルショックの症状と対応p.13〜）．
❿ アダラート®（ニフェジピン）の舌下投与による急激な降圧は頻脈や合併症を引き起こすことがあり，原則禁忌とされている．

準備すべきもの

❶ 血圧計
❷ 聴診器
❸ ミオコール®スプレー（ニトログリセリン）
❹ 表面麻酔剤
❺ 輸液剤

歯科治療において留意すべき事項

血圧のコントロールが良好な場合

■日常のコントロール状態が最高血圧140 mmHg未満，最低血圧90 mmHg未満の場合．

- 血圧をモニターする（表3）．
- 通常通り歯科治療を行うが，精神的・身体的ストレスを可能な限り少なくする．
- 歯科用キシロカイン®はカートリッジ2本まで使用可能である．表面麻酔を併用する．
- すでに臓器障害を合併している場合は，その重症度に応じて自院で歯科治療を行うか，病院歯科に紹介するかを検討する．

表2 降圧剤の種類

薬物の種類	作用	代表的商品名
利尿薬	腎臓の水分やナトリウムの排泄を促し,体内の水分量を減少させることにより降圧する.	フルイトラン®,ナトリックス®,ラシックス®,ダイアート®,ルプラック®,アルダクトンA®,ダイアモックス®など
β遮断薬	交感神経のβ受容体を遮断して,ノルアドレナリンの作用を抑制する.心拍数と心収縮力を抑えることで降圧する.	ケルロング®,セロケン®,テノーミン®,セレクトール®,インデラル®,ミケラン®,サンドノーム®,メインテート®など
α遮断薬	交感神経のα受容体に作用し,末梢血管を拡張させる.	エブランチル®,ハイトラシン®,バソメット®,デタントール®,ミニプレス®,カルデナリン®,ユリーフ®など
αβ遮断薬	α受容体とβ受容体を同時に遮断.	アスクール®,トランデート®,アーチスト®,アルマール®,ローガン®など
カルシウム拮抗薬	カルシウムイオンと拮抗することにより,血管を拡張させ,心拍出量を減少させる.	アムロジン®,ノルバスク®,アダラート®,ペルジピン®,コニール®,カルブロック®,ヘルベッサー®,ワソラン®,アテレック®など
アンジオテンシンII受容体拮抗薬（ARB）	昇圧物質アンジオテンシンIIと拮抗し,アンジオテンシンIIの受容体への結合をブロックする.	ニューロタン®,ディオバン®,ブロプレス®,ミカルディス®,オルメテック®,アジルバ®,イルベタン®,アバプロ®など
アンジオテンシン変換酵素阻害薬（ACE阻害薬）	アンジオテンシン変換酵素を阻害することで,昇圧物質アンジオテンシンIIの生成を抑制する.	コバシル®,ロンゲス®,アデカット®,レニベース®,プレラン®,チバセン®,カプトリル®,タナトリル®など
合剤	ARB+カルシウム拮抗薬	ユニシア®,エックスフォージ®,ミカムロ®,レザルタス®,アイミクス®,アテディオ®,ザクラス®
	ARB+利尿薬	プレミネント®,エカード®,コディオ®,ミコンビ®,イルトラ®

表3　成人における血圧値の分類（mm/Hg）

分　類		収縮期血圧		拡張期血圧
正常域血圧	至適血圧	＜120	かつ	＜80
	正常血圧	120〜129	かつ/または	80〜84
	正常高値血圧	130〜139	かつ/または	85〜89
高血圧	Ⅰ度高血圧	140〜159	かつ/または	90〜99
	Ⅱ度高血圧	160〜179	かつ/または	100〜109
	Ⅲ度高血圧	≧180	かつ/または	≧110
	（孤立性）収縮期高血圧	≧140	かつ	＜90

（日本高血圧学会　高血圧治療ガイドライン2014より）

血圧のコントロールが不良な場合

■日常のコントロール状態が，最高血圧140 mmHg以上，最低血圧90 mmHg以上の場合．

》 通常の歯科治療

- 血圧をモニターする．
- 慎重に歯科治療を行い，精神的・身体的ストレスを可能な限り少なくする．
- 来院時に最高血圧180 mmHg以上，最低血圧110 mmHg以上であれば，当日の治療は中止し，内科医への紹介を優先する．
- 歯科用キシロカイン®の使用はカートリッジ1本までとし，必ず表面麻酔を併用する．
- 治療中血圧が200/120 mmHg以上になった際，あるいは高血圧性脳症の症状が発現した場合には，ただちに処置を中断し，降圧処置を行う．ミオコール®スプレーを1回（0.3 mg）舌下に噴霧し，経過（3分程度）をみて降圧が不十分ならば，さらに噴霧を追加する．
- すでに臓器障害を合併している場合は，その重症度に応じて自院で歯科治療を行うか，病院歯科に紹介するかを検討する．

》 緊急を要する観血的処置（重篤な歯性感染症や口腔顔面外傷など）

- 応急処置を施し，病院歯科に紹介する．

未治療高血圧患者

- 応急処置後，内科医に血圧のコントロールを依頼する．血圧のコントロール後に本格的な歯科治療を開始する．緊急を要する観血処置は病院歯科に依頼する．

専門医からのメッセージ

- 家庭血圧の状況および合併疾患について確認してリスクを評価する．
- 受診時の血圧が高く，高血圧緊急症を疑うような場合には，内科医への紹介を優先する．
- 降圧薬は治療当日も服用を忘れないよう指導する．

3 狭心症患者

ここがポイント

① 問診により，狭心症のタイプ，使用薬剤，コントロールの状況などをチェックする（表4〜6）．必要に応じて内科主治医に対診する．

● 問診のポイント
- 狭心症のタイプの把握（表4）
- 最も最近生じた発作（胸痛）の時期
- 発作はどのような時（労作時あるいは非労作時）に生じるか
- 発作の頻度と持続時間の把握
- 以前にくらべて増悪していないかどうか
- 発作時の対処はどのようにしているか
- 治療歴の詳細を確認する

② 硝酸剤（ニトログリセリン）を患者本人が携帯しているかについて確認する．

③ 不安，恐怖などの精神的ストレスにより冠動脈攣縮や労作性狭心症を誘発することがあるので，注意が必要である．

④ エピネフリンなどの血管収縮剤を含む局所麻酔剤の使用で狭心症発作を誘発することがあるので注意が必要である．

⑤ 長時間の処置を避け，無痛処置を心がける．

⑥ 不安定狭心症患者は，応急処置にとどめる（表4）．

⑦ 抗血小板剤，抗凝固剤を服用している場合があるので確認する（参照 抗凝固剤，抗血小板剤使用患者の項p.28〜）．

⑧ 発作時，硝酸剤による治療にもかかわらず症状が長時間（10分以上）持続する場合や血圧低下，冷汗を伴う場合は心筋梗塞を疑い，専門病院に救急転送する．

表4 狭心症の分類

安定労作性狭心症	冠動脈内腔の狭小化により,労作時心筋虚血に陥り,胸痛が出現する.	
不安定狭心症	安定労作性狭心症の増悪型	冠動脈の狭小化の進行から安静時の狭心症状・胸痛の強さや持続時間,頻度の増大・薬物抵抗性がみられる.
	異型狭心症など冠攣縮型	冠動脈に有意な狭窄なく,種々の刺激により冠攣縮が誘発される.

表5 American Heart Association (AHA) の不安定狭心症の定義

発作が3週間以内に始まり,最後の発作は一週間以内に起こり,しかも急性心筋梗塞を示す心電図の変化や血清酵素の上昇がなく,次の3つの基準のうち1つ以上を満たすもの.

初発労作狭心症	発作が初発か,6カ月以上無症状の後,再発したもの.
増悪型	頻度,持続,強度,易誘発性,放散およびニトログリセリンに対する反応に関して増悪してきた安定労作性狭心症.
初発安静狭心症	発作が15分以上持続したり,ニトログリセリンにより寛解しないこともある.しばしば一過性のST変化やT波の陰転を伴う.

表6 治療中狭心症発作を起こした場合の対処

①バイタルサインのチェック(血圧のチェックは重要)
②ニトログリセリン舌下錠投与あるいはミオコール®スプレー1回噴霧
③酸素投与しながら発作が治まるまで様子をみる($SpO_2 \geq 94\%$の時は酸素投与は不要)
④通常は数分以内に回復するが,10分以上症状が持続する場合には専門病院に救急転送する

狭心症とは

- 心筋虚血による前胸部を中心に疼痛や不快感を生じる症候群をいう.
- 下顎部,咽頭部,左肩から腕への放散痛を伴うこともある.
- 治療法や薬物の種類については表7に示す.

準備すべきもの

❶ニトログリセリン舌下錠(本人持参)　❹酸素吸入装置
❷ミオコール®スプレー　❺パルスオキシメーター
❸血圧計

表7 狭心症の治療

血行再建

冠動脈インターベンション	心臓カテーテルによる治療で，バルーン，ステント，DCA（方向性冠動脈粥腫切除術），ロタブレーターの4種類がある．DCAはデバイスという筒状の器具を使って粥腫を削りとる．ロタブレーターは石灰化した粥腫をラグビーボール様のドリルで粉砕する．バルーン，DCA，ロタブレーター等で狭窄部を拡張し，ステントを留置するのが一般的である．
冠動脈バイパス術	

薬物療法

薬物の種類	一般名	代表的な商品名
硝酸薬	一硝酸イソソルビド 硝酸イソソルビド ニトログリセリン	アイトロール® ニトロール®，フランドル® ニトロペン®
冠動脈拡張剤	ジピリダモール ニコランジル	ペルサンチン® シグマート®
カルシウム拮抗剤	ジルチアゼム ニフェジピン ベニジピン アムロジピンベシル エホニジピン	ヘルベッサー® アダラート® コニール® ノルバスク®，アムロジン® ランデル®
β遮断薬	アロチノロール カルベジロール プロプラノロール セリプロロール アセブトロール アテノロール ビソプロロールフマル ベタキソロール メトプロロール ピンドロール カルテオロール	アルマール® アーチスト® インデラル® セレクトール® アセタノール® テノーミン® メインテート® ケルロング® セロケン® カルビスケン® ミケラン®
抗血小板薬	アスピリン クロピドグレル シロスタゾール チクロピジン プラスグレル	バイアスピリン® プラビックス® プレタール® パナルジン® エフィエント®
抗血小板薬（合剤）	アスピリン＋ランソプラゾール(制酸剤) アスピリン＋クロピドグレル	タケルダ® コンプラビン®

歯科治療において留意すべき事項

血行再建術により症状発現のない場合

通常の歯科治療は可能であるが，抗血栓療法（抗血小板剤1剤あるいは2剤併用）が行われている期間に観血処置を行う場合，局所止血処置を十分に行う（参照 止血法 p.17）．可能であれば1剤に減量後に施行するのが望ましい．

安定労作性狭心症を有するが，コントロール良好で，最近6カ月以内に心筋梗塞の既往がない場合

■通常の歯科治療は可能である．ただし，発作に対応できる準備を整えておく．
- 歯科用シタネスト-オクタプレシン®カートリッジを用いる．エピネフリン添加局所麻酔薬の使用はできるだけ少量にとどめる（歯科用キシロカイン®カートリッジ2本までは心血管系にほとんど影響しないとされているが，添付文書からは，使用はすすめられない）．
- 鎮痛剤は抗血小板剤服用患者には最小量投与する．できれば頓用で処方する．
- 治療中狭心症発作を起こした場合は表3に従って迅速に対応する．

不安定狭心症を有する場合

- 歯科治療に伴うストレスにより急性心筋梗塞を惹起するリスクが高いため，応急処置にとどめ，内科主治医に対診し狭心症の治療を優先する．
- 症状が安定した後に歯科治療を本格的に開始すべきである．
- 救急処置や外科処置が必要な場合，病院歯科を紹介する．
- 治療中狭心症発作を起こした場合は表3に従って迅速に対応する．

専門医からのメッセージ

- 狭心症であっても血行再建が行われるなど基本的に症状がない場合には，リスクは低い．通常通りに治療を行ってよい．
- 症状が再燃もしくは増悪傾向の場合，内科主治医に相談のうえ，狭心症の治療を優先する．

4 心筋梗塞患者

ここがポイント

❶ 問診により，病状の把握につとめる．必要に応じて内科主治医に対診する．心筋梗塞の発症時期と合併症の程度から，歯科治療がどこまで可能かを決定する．

● 問診のポイント
  ▶ 心筋梗塞発症の時期を正確に把握する
  ▶ 心不全，不整脈などの合併症を確認し，NYHAの心機能分類（p.48）でどの程度か把握する
  ▶ 服用薬剤をチェックする

❷ 循環動態の安定のため，余分なストレスを与えないよう細心の注意が必要である．

❸ 心筋酸素消費量の目安である*RPP（rate pressure product）が12,000を超えないよう配慮する．

❹ 動脈血酸素飽和度の値をモニターしながら，必要ならば酸素投与を行う（SpO_2≧94%であれば不要）．

❺ 抗血小板剤，抗凝固剤を服用している場合があるので確認する（参照 抗凝固剤，抗血小板剤使用患者の項p.28〜）．

❻ 発作時，硝酸剤による治療にもかかわらず症状が10分以上持続する場合や血圧低下，冷汗を伴う場合は再梗塞を疑い，専門病院に救急転送する．

心筋梗塞の定義

心筋虚血により心筋が壊死に陥る状態で，発症1カ月以上経過したものを，陳旧性心筋梗塞という．急性心筋梗塞では，一般的に胸痛は多くの場合，発汗などを伴い激烈で30分以上続く．

準備すべきもの

❶ ニトログリセリン舌下錠（本人持参）
❷ ミオコール®スプレー
❸ 血圧計
❹ 酸素吸入装置
❺ パルスオキシメーター

歯科治療において留意すべきこと

急性心筋梗塞に対する再灌流療法（血行再建術）により，ほぼ日常生活における身体活動に制限のない場合

- 基本的に退院後から通常の歯科治療が可能である．
- 治療に際しては，血圧，心拍数，SpO_2や心電図などをモニターする．
- 抗血栓療法が行われているが，ステント留置がなされている場合，その種類によっても抗血小板剤の投与法に相違があり，治療に伴う出血には十分注意が必要である．
- 観血処置は，抗血小板剤2剤の使用から1剤に減量された後に施行するのが望ましい．また，局所止血処置は十分行う（参照 止血法p.17）．

陳旧性心筋梗塞（発症から1カ月以上経過）の場合

- 合併症（心不全，不整脈，弁異常など）の程度により，自院で治療を行うか，病院歯科に依頼するかを決定する．心不全が進行している場合（NYHA Ⅲ，

---

*RPP（Rate Pressure Product）
（心拍数）×（収縮期血圧）の値で，心筋酸素需要量を推定するための指標で，術中はRPPを12,000以下にコントロールすることが目標となる．

- Ⅳ）や危険な不正脈が合併している場合は病院歯科に紹介するのが望ましい（参照 心不全患者の項p.46，不整脈患者の項p.73）．
- 治療に際しては，血圧，心拍数，SpO$_2$や心電図などをモニターする．
- NYHA分類Ⅱ度では，歯科用キシロカイン®カートリッジ2本（エピネフリン計45μg含有）までは循環動態に与える影響が少なく使用可能であるとされている．オーラ®注にはエピネフリンが2倍量含まれているので注意が必要である．
- 再梗塞の予防のため，歯科治療に伴う精神的・身体的ストレスを最小にするとともに，抜歯などの際，抗血小板剤の服用を自己中断しないようあらかじめ指示しておく．
- 観血処置時には十分に局所止血処置（参照 止血法p.17）を施す．

急性心筋梗塞発症時の初期対応

10分以上持続する胸痛をみるときは，気胸，大動脈解離，肋間神経痛，バイアグラ服用（ニトログリセリン投与禁忌）を鑑別し，救急処置を行う．

❶ バイタルサインチェック
❷ 静脈路を確保する
❸ 血圧が保たれていること（収縮期圧100 mmHgを目安にする）を確認し硝酸剤（ニトログリセリン舌下錠，ミオコール®スプレー1回）を舌下投与する．
❹ 意識不明，循環虚脱の場合は，ただちに救急車を手配し，AEDによる除細動，心肺蘇生を行う．

歯科用局所麻酔薬に添加されているエピネフリン（アドレナリン）とオクタプレシン®（フェリプレシン）について

エピネフリン（アドレナリン）はカテコールアミンであり，細動脈を収縮させ，麻酔局所の血流が著明に減少するため，出血量が減少し術野を明視できる．また，麻酔薬の吸収が抑制され，強い麻酔効果と長い作用時間が得られる．一方，オクタプレシン®（フェリプレシン）は主に細静脈を収縮させるため，注射局所の血流はあまり減少しない．したがって，止血効果は不十分で，麻酔効果の発現が遅く，十分な麻酔効果時間も短い．

両者の全身への影響の比較では，エピネフリン（アドレナリン）は心拍数を増加させて心筋収縮力を増強する．粘膜や皮膚の血管を収縮させる一方で骨格筋の血管を拡張させるため，全身の血管は拡張の方向に向かい，血圧は大きく変化しない．心拍出量の増加には冠動脈が拡張し，心筋酸素需給バランスが維持されていなければならない．高血圧や虚血性心疾患などにより動脈硬化が進行している場合には，エピネフリン（アドレナリン）投与時の心筋酸素需給バランスがくずれるため，使用量に制限が生じる．フェリプレシンは主に静脈系に作用するが，心臓に対しては，冠動脈収縮作用をもつ．一定量以上のフェリプレシンを投与すると徐脈と心拍出量の減少をみるが，これは，心筋組織血液量の減少と心筋組織酸素分圧の低下によると考えられる．

　したがって，歯科用局麻薬の使用量には制限があり，シタネストでは4本程度までとし，エピネフリン（アドレナリン）含有局麻薬は動脈硬化が進行している場合には，歯科用キシロカイン®2本まで，オーラ®注では1本までが望ましい．重症ではそれぞれ半量とする．

専門医からのメッセージ

- 治療状況を主治医に確認し，問題ないかどうか確認する．
- 冠動脈の血行再建が行われていれば，歯科治療は全く問題ないが，心機能低下による心不全症状がないか注意する．

5　心臓弁膜症患者

ここがポイント

❶ 多かれ少なかれ心不全の兆候があると考えられるので，NYHAの心機能分類に基づき全身状態を正しく評価する．不整脈についてもその危険度とコントロールの状態について把握する必要がある．必ず内科主治医に照会し情報を得る．

● 問診のポイント
  ▶ 治療歴の詳細を把握（内科的治療，人工弁置換術，弁形成術など）
  ▶ 心不全の程度を把握（参照 心不全患者の項p.46〜）
  ▶ 不整脈合併の有無とその危険度の把握（参照 不整脈患者の項p.73〜）
  ▶ 服用薬剤チェック，特にワーファリンによるPT-INRのコントロール域の把握

❷ 循環系をモニターしながら歯科治療を行う．
❸ 出血を伴う歯科処置を行う場合は，感染性心内膜炎予防のため抗菌薬の予防投与を必ず行う（表8, 9）．
❹ 抗血栓療法が行われているので，観血処置を行うに際し局所止血処置を十分行う（参照 止血法p.17）

表8-A　歯科処置を行う場合に，感染性心内膜炎のリスクがあり，抗菌薬の予防投与が必要な病態

Class I	特に重篤な感染性心内膜炎を引き起こす可能性が高い心疾患で，予防すべき患者
	▶人工弁置換患者 ▶感染性心内膜炎の既往を有する患者 ▶複雑性チアノーゼ性先天性心疾患 ▶体循環系と肺循環系の短絡増設術を実施した患者
Class IIa	感染性心内膜炎を引き起こす可能性が高く予防したほうがよいと考えられる患者
	▶ほとんどの先天性心疾患 ▶後天性弁膜症 ▶閉塞性肥大型心筋症 ▶弁逆流を伴う僧帽弁逸脱
Class IIb	感染性心内膜炎を引き起こす可能性が必ずしも高いことは証明されていないが，予防を行う妥当性を否定できない
	▶人工ペースメーカーあるいはICD（植込み型除細動器）埋め込み患者 ▶長期にわたる中心静脈カテーテル留置患者

(2008 JCSガイドラインより)

表8-B　歯科処置前の抗菌薬の標準的予防投与法（成人）

βラクタム系抗菌薬アレルギー	抗菌薬	投与量	回数	備考
なし	パセトシン®，サワシリン®など（アモキシシリン）	2g[*1, *2]	1回	処置前1時間，経口
	ビクシリン®（アンピシリン）	1〜2g	1回	手術開始30分以内に静注，筋注，または開始時から30分以上かけて点滴静注
	セファメジン®など（セファゾリン）	1g	1回	手術開始30分以内に静注，または開始時から30分以上かけて点滴静注
	ロセフィン®など（セフトリアキソン）	1g	1回	
あり	ダラシン®など（クリンダマイシン）	600 mg	1回	処置前1時間，経口
	ジスロマック®など（アジスロマイシン）	500 mg	1回	
	クラリス®など（クラリスロマイシン）	400 mg	1回	
	ダラシン®など（クリンダマイシン）	600 mg	1回	手術開始30分以内に静注，または開始時から30分以上かけて点滴静注

*1　または体重あたり30 mg/kg
*2　何らかの理由でアモキシシリン2gから減量する場合は，初回投与5〜6時間後アモキシシリン500 mgの追加投与を考慮

(2017 JCSガイドラインより一部改変)

表9　感染性心内膜炎予防の必要な歯科処置

- 抜歯
- 抜糸
- スケーリング・ルートプレーニング
- 歯周基本検査
- 歯周外科処置
- インプラント植立
- 歯の再植
- 根尖を超える歯内療法
- 歯根膜注射
- 生検
- 矯正用バンド装着
- 歯およびインプラントの予防的クリーニング

（2007 AHAガイドラインより）

心臓弁膜症とは

- 心臓にある4つの弁の弁自体または弁支持組織の異常により，弁狭窄や弁閉鎖不全を生じた状態で，心臓から血液の拍出が阻害される疾患をいう．
- 心臓弁膜症には僧帽弁狭窄症，僧帽弁閉鎖不全症，大動脈弁狭窄症，大動脈弁閉鎖不全症，三尖弁狭窄症，三尖弁閉鎖不全症，肺動脈弁狭窄症，肺動脈弁閉鎖不全症がある．種々の程度の心不全症状を示し，不整脈を伴うことも多い．

》僧帽弁狭窄症

- 最近は非常に少ないがリウマチ熱が原因の第一位を占める．僧帽弁口面積の減少により，拡張期に左房から左室への血液の流入障害が生じる．
- 左房圧が上昇し呼吸困難や咳，喀血症状を起こす．
- 血栓は左房内に形成されることがあるが，心房細動合併例，高齢者，心拍出量減少例では頻度が高くなる．

》僧帽弁閉鎖不全症

- 僧帽弁の閉鎖不全により収縮期に左室より左房に血液が逆流する．
- 細菌性心内膜炎や心筋梗塞による弁または弁下組織の障害で生じ心室拡大や逸脱などを伴う．急性型と慢性型がある．軽症～中等症の慢性型は通常無症状である．重症の慢性型では，疲労，労作性呼吸困難が特徴である．急性重症型では急性肺水腫がよくみられる．

▶▶ 大動脈弁狭窄症

大動脈弁口の狭窄により，収縮期に左室から大動脈への駆出障害をきたす．多くは徐々に進行していくが，二尖弁などの先天性の疾患の場合は若年発症することがある．心不全，狭心症，失神が三主徴である．

▶▶ 大動脈弁閉鎖不全症

大動脈弁が完全に閉鎖されないために，拡張期に大動脈から左室内へ血液が逆流する．

▶▶ 三尖弁狭窄症

非常に頻度はまれであるが，原因の多くはリウマチ性で，通常僧帽弁狭窄症を合併している．心拍出量減少による疲労や難治性浮腫，腹水，肝腫大はよく見られる症状である．

▶▶ 三尖弁閉鎖不全症

高齢では正常者でもしばしばみられる．右房圧の上昇と静脈うっ血が生じ，心不全症状が出現する．

▶▶ 肺動脈弁疾患（肺動脈弁狭窄症，肺動脈弁閉鎖不全症）

先天性心疾患によるものを除けば，二次性の肺動脈閉鎖不全などが多い．単独疾患としてはまれである．

準備すべきもの

❶ 抗菌薬
❷ サージセル®など局所止血材料
❸ 縫合糸
❹ 保護床
❺ サージカルパック®
❻ 血圧計
❼ 酸素吸入装置
❽ パルスオキシメーター
❾ モニター心電図計

歯科治療において留意すべき事項

弁形成術や弁置換術を受け，ほぼ日常生活における身体活動に制限のない場合

- 通常の歯科治療は可能であるが，以下に留意する．
- 感染性心内膜炎の予防が必要な歯科処置（表9）を行う場合には表8に従い必ず抗菌薬の予防投与を行う．弁に異物が使用されており，術後6カ月間は特に感染リスクが高いとされている．
- 弁異常の部位，使用された人工弁の性状により，ワーファリンの使用期間やPT-INRのコントロール域が異なるので，これらを把握したうえで，自院で治療を行うか，病院歯科に依頼するかを決定する（参照 ワーファリンによる抗凝固療法を行っている場合p.31）．
- 自院で観血処置を行う場合は，局所止血処置を十分行う（参照 止血法p.17）．歯科用キシロカイン®の使用は可能である．

弁異常を認めるが，内科治療で加療されている場合

- 日常生活における身体活動の制限の程度を把握し，歯科治療を慎重に行う．
- 感染性心内膜炎の予防が必要な歯科処置（表9）を行う場合には表8に従い必ず抗菌薬の予防投与を行う．
- 歯科用キシロカイン®の使用は可能であるが，できる限り少量にとどめる．

弁形成術や弁置換術の術前に口腔内感染巣の除去を依頼された場合

- 心機能が低下しているので，病院歯科に依頼するのが望ましい．

専門医からのメッセージ

- 弁膜症は心不全との関連が一番強く，その次には感染性心内膜炎である．そして歯科領域では感染性心内膜炎の予防に関連した疾患としてよい．
- 心不全に関しては患者の症状が一番重要である．ただし，弁膜症における予防的抗菌薬の必要性に関しては完全には決着がついていない．
- 先天性心疾患や重症弁膜症における予防的抗菌薬投与は比較的行われる傾向にもある．循環器・小児科の先生方と連携しながらの治療にあたるのがよい．

Column 1　歯科治療における感染性心内膜炎に対する予防について

　感染性心内膜炎の予防的抗菌薬投与に関しては議論の多いところであり，いまだコンセンサスを得るには至っていない．

　歯科治療において，感染性心内膜炎（IE）の予防をしなければならない病態は以前に比べ限定されつつあるが，2007年のAHA（アメリカ心臓協会）ガイドラインでは，人工弁置換患者，感染性心内膜炎の既往のある患者，未治療のチアノーゼを伴う先天性心疾患患者，人工材料を用いて修復した先天性心疾患患者で術後6カ月間，人工材料を用いて修復したが，それに近接して欠損が存在する患者，心臓移植を受けた患者が対象となっている．本邦では，ペースメーカーあるいはICD埋め込み患者，長期IVHカテーテルを挿入している患者を加えたガイドラインが2008年にJCS（日本循環器学会）から出されている．一方，同年NICE（イギリス国立医療技術評価機構）は歯科治療におけるIEのための抗菌薬の予防投与は推奨しないとした．その後イギリスにおいてはNICEの勧告に従い，歯科治療時にIE予防のための抗菌薬投与は実質的に減少していったようである．しかし，2015年Lancetにおいて，後ろ向き試験であり因果関係を確定することはできないが，イギリス国内においてNICEガイドライン導入以降明らかにIEの頻度が増加したと報告された．

　ESC（ヨーロッパ心臓病学会）は2015年にIEの予防処置を考慮すべき病態として，人工弁置換（一部人工材料使用も含む）患者，感染性心内膜炎の既往のある患者，チアノーゼを伴う先天性心疾患患者，人工材料を用いて修復した先天性心疾患患者で術後6カ月間，シャントあるいは弁逆流が残存している先天性心疾患患者に限定している．

　直近（2016年）のADA（アメリカ歯科医師会）の見解では，Lancetの報告を受け，歯科医師は2007AHAガイドラインを継続して使用することを推奨している．

　現時点では，十分なエビデンスに基づいた統一見解が示されるまで，抗菌薬に対するアレルギーの有無を十分に確認したうえで，対象とする疾患，病態については，2008JCSガイドラインに，歯科治療の内容については2007AHAガイドラインに沿って対応するのが得策と思われる．

6　心筋症患者

ここがポイント

❶ 問診により，心筋症の種類を把握する．肥大型心筋症か，拡張型心筋症か，拘束型心筋症か，たこつぼ心筋症かについて確認する．

● 問診のポイント
  ▶ 心筋症の病態の把握
  ▶ 合併症の程度の把握（心不全，不整脈，心臓弁膜症など）

❷ 肥大型心筋症の場合，どのような病型かを把握する（閉塞性肥大型心筋症，非閉塞性肥大型心筋症，心尖部肥大型心筋症）と共に，合併症（心不全，不整脈，心臓弁膜症）の有無と程度について確認する．

❸ 拡張型心筋症では，基本的に心筋の収縮力が低下しているので，心不全，不整脈，心臓弁膜症の有無と程度を確実に把握する必要がある．

❹ 特に心不全の程度について，NYHA分類を用いてリスク評価する（参照 心不全患者の項p.48）．

❺ 内科主治医と連携し，治療方針を決定する．拡張型心筋症，閉塞性肥大型心筋症やNYHA3以上の心不全患者において，侵襲的治療が必要な場合は病院歯科に紹介することが望ましい．

❻ 基本的に感染性心内膜炎の予防のための，抗菌薬の前投与を必要とする．特に拡張型心筋症，閉塞性肥大型心筋症．

❼ 抗血栓療法がなされている場合が多いので注意を要する（参照 抗凝固剤，抗血小板剤使用患者の項p.28～）．

❽ 閉塞性肥大型心筋症ではエピネフリン添加局所麻酔薬の使用は避ける．たこつぼ型心筋症においても，病因にカテコラミンの関与

が示唆されているので，エピネフリン添加局所麻酔薬の使用を避ける．
❿ 原則的にはNSAIDsの使用を避ける．必要なときは最小量を投与する．
⓬ 突然死をきたすことがあるので留意する必要がある．歯科治療中はモニター心電図計でモニターしながら，できる限りストレスをかけないよう配慮する．救急時は，AHA心肺蘇生法ガイドライン2015（p.79）に沿って蘇生処置を施すとともに，専門病院に救急搬送する．

心筋症の分類

❶ 拡張型心筋症
- 左心室の拡張を示す．心室筋の収縮が悪く，予後不良で突然死のリスクが高い．

❷ 肥大型心筋症
- 非対称性の心筋肥厚を示す．心室への血流流入障害がみられる．
- 閉塞性肥大型心筋症～左心室流出路の狭窄があり，しばしば僧帽弁閉鎖不全を伴う．
- 非閉塞性肥大型心筋症～左心室流出路の狭窄はみられない．
- 心尖部肥大型心筋症～予後は通常良好である．

❸ 拘束型心筋症
- アミロイドーシスに代表される線維化あるいは浸潤した心筋を認める．

❹ たこつぼ型心筋症
- 高齢女性に多く発症し，急性心筋梗塞を疑わせる症状で突然発症するが，冠動脈には有意な狭窄は認めない．通常，壁運動障害も数週間後には改善する予後良好な疾患である．

準備すべきもの

❶ モニター心電図計
❷ パルスオキシメーター
❸ 酸素吸入装置
❹ 血圧計

歯科治療において留意すべき事項

　心筋症の臨床症状は心不全症状が徐々に進行するので，そのときの状態をNYHA分類で評価し，心不全患者と同様の対応をする．

拡張型心筋症

- 心不全の程度により自院で歯科治療を行うかどうかを決定する．NYHA分類Ⅰ，Ⅱ度であれば歯科治療は可能である（参照 心不全患者の項p.48）．NYHA分類Ⅲ，Ⅳであれば病院歯科に紹介するのが望ましい．
- 不整脈についても，その種類とコントロールの状況について把握し，歯科治療が可能かどうかを判断する（参照 不整脈患者の項p.73〜）．
- 僧房弁の機能不全が多いため，感染性心内膜炎の発症予防のため，抗菌薬の予防投与を行う（参照 心臓弁膜症患者の項p.63〜）．
- 抗凝固剤を服用している場合があり，出血に注意が必要である（参照 抗凝固剤，抗血小板剤使用患者の項p.28）．

肥大型心筋症

- 比較的予後がよいとされているが，突然死があるので注意を要する．
- 拡張型心筋症と同様に，心不全，不整脈の重症度に応じて，歯科治療の方針を決定する．
- 閉塞性肥大型心筋症であれば，病院歯科に紹介するのが望ましい．治療をする場合には，エピネフリン含有局所麻酔薬の使用はできるだけ避け，心内膜炎の発症予防処置を施したうえで最小限の処置を行う（参照 心臓弁膜症患者の項p.63〜）．

拘束型心筋症

- 心不全の重症度に応じて，歯科治療の方針を決定する．心不全症状が強くな

ければ通常通り歯科治療は可能であると思われる．
- 心筋の壁運動は保持されているにもかかわらず，浮腫や呼吸困難がとれない心不全の場合に疑う．

たこつぼ型心筋症

- 数週間経過後には改善するといわれているので，歯科治療は軽快後に本格的に行うようにする．発作直後に緊急を要する歯科疾患で来院した場合には，応急処置にとどめ，エピネフリン含有局所麻酔薬の使用は避ける．

専門医からのメッセージ

- 心不全・不整脈の有無などの問診をしっかり行う．結局は症状が重要である．
- 循環器専門医との連携が必須である．
- 本項にない，虚血性心筋症という場合は陳旧性心筋梗塞などで心機能がかなり低下している状態だと考えてよい．

7 不整脈患者

ここがポイント

1. 問診により，不整脈の有無を確認し，その危険度を把握する．

- 問診のポイント
  - 不整脈の種類を把握し，①危険の少ない不整脈，②注意の必要な不整脈，③危険な不整脈，④致死的不整脈にふるい分けし（表10），リスク評価を行う
  - 不整脈の原因となっている基礎疾患（弁膜疾患，虚血性心疾患，心筋症など）の有無を把握する
  - 治療を受け，不整脈がコントロールされているかどうかを確認する．人工ペースメーカー装着の有無も確認する
  - 服用薬剤（抗不整脈剤／表11，抗血小板剤，抗凝固剤，降圧剤など）をチェックする

2. 内科主治医に照会し，現在の病状を詳細に把握する．
3. 問診結果，患者の状態，内科主治医への照会結果をもとに，一般の歯科医院で治療が可能かどうかを決定する．注意の必要な不整脈，危険な不整脈を有し，コントロールができていない場合は病院歯科に紹介することが望ましい．
4. 高度な全身管理が必要と判断されれば躊躇なく病院歯科に紹介する．
5. 患者の体調のよい日に治療を行うが，抗不整脈剤を内服している患者は原則的に当日も継続する．服薬状況を必ずチェックする．
6. 表面麻酔や慎重な麻酔操作で無痛処置を心がけ，歯科治療に伴うストレスを軽減するとともに，治療時間もできるだけ短縮する．
7. 心電図（モニター心電図），酸素飽和度のモニタリングが重要である．
8. 歯科用キシロカイン®の通常量の使用は可能である（循環動態への影響は少ないと考えられている）．

> ⑨ 抗不整脈剤メキシチール®はリドカインによりその作用が増強される．また，マクロライド系抗菌薬は抗不整脈剤リスモダン®の血中濃度を上昇させる．
> ⑩ 血栓予防のために，抗凝固剤を服用している場合があり，出血に注意が必要である．特に，心房細動ではプラザキサ®（ダビガトラン）などの新薬（参照 抗血栓薬について p.30）を使用する傾向にあるが，術後の出血に関するデータがほとんどないので，観血的処置を行う場合は，術後出血に十分留意する．
> ⑪ 歯科治療中に心静止や心室細動などの致死的な不整脈が出現した場合には，ただちに心肺蘇生を行い，専門病院に救急搬送する．

不整脈の病態

》》上室性期外収縮（SVPC，SVC）

　心房，房室接合部からヒス束までの障害で，QRS波は正常であるがP波が異なる．心房性期外収縮は，P波が正常と異なり，異所性P波とよばれる．房室結節性期外収縮は房室結節によりペーシングされるためP波の先行がみられない．一般的に自覚症状はない．

》》心室性期外収縮（PVC）

- 正常調律より早期に心室より刺激が発生する不整脈で，幅広いQRSが特徴である．心疾患のない単発性のPVCは心機能に影響しない．発生頻度は比較的高い．
- 多源性多発性心室性期外収縮は多発性と多源性が混在したもので，多発性は同形のPVCが30回/時以上発生するもので，多源性は心室の複数の部位から刺激が発生しPVCの形態が異なる．Lown分類（表12）でグレードが高くなるに従ってリスクが高くなる．Short runはLown分類のグレード4に属し，PVCが3連発以上みられるが心室性頻拍にはあてはまらないものをいう．短時間で正常心電図に復帰すれば問題はないが，心室性頻拍や心室細動に移行する可能性がある．R on Tは正常調律のT波に被さってPVCが出現する

表10　不整脈の危険度

危険の少ない不整脈	注意の必要な不整脈	危険な不整脈	致死的な不整脈
上室性期外収縮 心室性期外収縮 （散発性） 右脚ブロック	上室性頻脈 左脚ブロック WPW症候群 多源性多発性心室性期外収縮 洞不全症候群（心房細動など）	R on T Short run モビッツⅡ型第2度房室ブロック 完全房室ブロック 心室性頻脈	心静止 心室細動 極端な徐脈 無脈性電気活動（PEA） 脈なし心室頻拍

（間宮らによる　一部改編）

表11　抗不整脈剤の分類（Vauhan-Williams分類）

Ⅰ群—活動電位の最大立ち上がり速度を減少させる	Ⅱ群—β受容体遮断薬で洞性頻脈に用いられる
Ⅰa群～上室性不整脈，心室性不整脈に用いられる	インデラル®（プロプラノロール） テノーミン®（アテノロール） メインテート®（ビソプロロール）
アミサリン®（プロカインアミド） リスモダン®（ジソピラミド） シベノール®（シベンゾリン） ピメノール®（ピルメノール）	Ⅲ群—他の抗不整脈剤が無効である場合に用いられる
	アンカロン®（アミオダロン） ソタコール®（ソタロール）
Ⅰb群—心室性不整脈に用いられる	Ⅳ群—カルシウム拮抗薬である．発作性上室性頻拍に使用されることが多い
キシロカイン®，オリベス®（リドカイン） メキシチール®（メキシレチン） アスペノン®（アプリンジン）	ワソラン®（ベラパミル） ヘルベッサー®（ジルチアゼム） ベプリコール®（ベプリジル）
Ⅰc群—上室性不整脈，心室性不整脈に用いられる	その他の抗不整脈剤
サンリズム®（ピルシカイニド） タンボコール®（フレカイニド） プロノン®（プロパフェノン）	アデホス-Lコーワ（ATP） ジゴシン®（ジゴキシン） アトロピン（アトロピン硫酸）

現象をいう．Short runと同様に危険な不整脈である．

≫ 上室性頻脈

成人では心拍数が100/分以上を頻脈と呼ぶ．上室（心房）性頻拍の心電図はP

表12　心室性期外収縮のLown分類

グレード	心電図所見
0	期外収縮なし
1	散発性，稀発性，単発性
2	多発性，頻発性（1回/分または30回/時）
3	多源性，多形性
4a	2連発
4b	3連発以上，多連発（Short run）
5	R on T

波を伴う場合と伴わないものがある．P-QあるいはP-R間隔にはあまり変化がない．

》WPW症候群

突発性上室性頻拍の代表的なものが，WPW症候群である．上室にケント束副伝導路からの刺激により頻拍が誘発される．

》脚ブロック

- 右脚ブロック（RBBB）では，右室の興奮は遅延しQRSは幅広くなり，2相性を呈することもある．QRSの幅が0.1〜0.12秒未満のものを不完全，0.12秒以上のものを完全右脚ブロックとよぶ．他の心疾患がない場合は治療の必要はない．
- 左脚ブロックは全身循環とも関係するため，注意が必要である．右脚ブロックと同様に不完全と完全ブロックに分けられる．完全左脚ブロックでは器質的心疾患を有することが多い．

》洞不全症候群

洞不全症候群（Sick sinus syndrome：SSS）は洞結節の機能障害のために著しい洞性不整脈，洞停止，洞房ブロックなどの徐脈性ないし頻脈性不整脈を起こす病態をいう．人工ペースメーカーの適応となることも多い．心房細動では不規則な心房の電気的活動（心電図上のf波）のためにQRS群の発生も不規則

表13 房室ブロック（AVブロック）の分類

第1度		PQ間隔が0.2秒以上あるもの
第2度	モビッツⅠ型	PQ間隔が徐々に延長し，ついには後続のQRS波が出現しない
	モビッツⅡ型	PQ間隔は一定（延長）で，ときどきQRS波が出現しない
第3度（完全房室ブロック）		心房と心室がまったく無関係に独自のリズムで動く

となる．心拍数と脈拍数は異なる．遊離血栓による脳梗塞を予防するために，抗凝固剤を服用している場合が多い．

≫ 房室ブロック

- 房室ブロック（AVブロック）は3分類される（表13）．
- モビッツⅡ型は第3度（完全房室ブロック）に移行する可能性があり，人工ペースメーカーの植え込みを考慮しなければならない病態である．完全房室ブロックは循環不全を起こすため，人工ペースメーカーの植え込みが必修である．

≫ 心静止

心電図上で基線の振れがないフラットな状態で，心臓は電気的に無活動の状態である．AEDは無効で心臓マッサージが適応となる．

≫ 心室細動

心停止のひとつで，心筋が秩序を失って勝手に脱分極している状態で，心電図上基線は不規則に振れるのみの状態である．AEDが適応となる．

■ 準備するもの

❶ 血圧計
❷ モニター心電図計
❸ パルスオキシメーター
❹ AED

歯科治療において留意すべき事項

> 危険の少ない不整脈，不整脈はあるが治療の必要がない，日常生活も普通の場合

≫ 散発性期外収縮，右脚ブロック

- 通常通り歯科治療は可能であるが，モニター心電図でモニターしながらの処置が望ましい．

> 注意の必要な不整脈

≫ 左脚ブロック，上室性頻脈，WPW症候群，多源性多発性心室性期外収縮，洞不全症候群（心房細動など）

- 歯科治療は体調の良い時に行い，必ずモニター心電図計でモニターしながら処置を行う．異常波形が出現した場合は処置を中止する．
- 脚ブロックはモニター心電図では左右脚の区別ができないので，必ず専門医との対診が必要である．3枝ブロックや洞不全症候群では人工ペースメーカーが装着されている場合があるので注意が必要である（参照 人工ペースメーカー装着患者の項p.81～）．
- 心房細動では抗凝固剤を服用している場合が多い．当日の服用を確認したうえで，観血処置時には局所止血処置を十分行う必要がある（参照 抗凝固剤，抗血小板剤使用患者の項p.28～）．

> 危険な不整脈

≫ R on T，Short run，モビッツⅡ型第2度房室ブロック，完全房室ブロック，心室性頻脈

- これらの不整脈がコントロールできていない場合，病院歯科に治療を依頼する．
- 人工ペースメーカー装着などによりコントロールされている場合であっても，必ずモニター心電図計でモニターしながら歯科治療を行う．
- 人工ペースメーカー装着患者では，電気メス，根管長測定器の使用や感染性心内膜炎の予防について留意する必要がある（参照 心臓弁膜症患者の項p.63～，人工ペースメーカー装着患者の項p.81～）．

> 致死的不整脈

≫ 心静止，心室細動，極端な徐脈，無脈性電気活動（PEA），脈なし心室頻拍

- 歯科治療中にまれに遭遇することがあり，心静止，心室細動ではただちに心肺蘇生を行わなければならない．モニター心電図から，AED使用の適応か，心臓マッサージの適応かを即座に判断する．同時に，救急搬送（119番に連絡）の依頼をスタッフに指示する．

AHA心肺蘇生法ガイドライン2015

　AHA心肺蘇生ガイドラインに沿って心肺蘇生を行うが，その前提として定期的に講習会に参加し，院内においても日ごろから緊急事態発生に備えてロールプレイを定期的に行うようにする．歯科用チェア上での蘇生の有効性も確認されているので，背中に硬い本を介在させ，さらに倒した背板を丸椅子で支えるなどの工夫で，胸骨圧迫の効率を向上させることができるとされている．

❶ 意識の確認
- 肩をゆさぶったり，痛み刺激を加えながら，大きな声で「大丈夫ですか？」と意識の有無を確認する．
- 意識がなければ，迷わず救急車の出動要請をスタッフに指示する．AEDの準備も指示する．

❷ 自発呼吸の確認
　10秒以内に確認できなければ，ただちに胸骨圧迫（30回）を行う．呼吸の確認に迷ったときにもただちに胸骨圧迫を開始する．ついで，胸郭が持ち上がる程度に2回呼気を吹き込む（1回1秒）．一般的にはマウスツーマウスで行うが，可能ならばアンビューバッグに酸素を接続して換気する．

❸ 総頸動脈拍動の確認
- 10秒以内に確認できなければ，ただちに胸骨圧迫から蘇生を開始する．

> 胸骨圧迫のポイント

❶ 押す位置は胸骨の下半分．剣状突起を押さないようにする．
❷ 100～120回/分の速度で圧迫する．

❸ 胸郭が5cm以上沈むくらいの強さで圧迫する（6cmを超えない）．
❹ 胸骨圧迫と解除の比率は1：1の時間をあてる．圧迫の解除は毎回完全に行い，しっかりと胸の高さを元に戻す．
❺ 人工呼吸ができる場合は胸骨圧迫30回に対し，人工呼吸2回のリズムで行う．人工呼吸を行う際には気道を確保し，1回の換気に1秒かけ，胸骨が挙上するのを確認する．
❻ 胸骨圧迫を中断する時間を最小限にする．

専門医からのメッセージ

- 不整脈においても分類に加え，症状があるかないかが重要である．失神やふらつきといった前失神徴候があるようであれば慎重に対応する．
- AHAのガイドラインからも歯科治療時に必要とされていることは，①10秒以内にしっかり呼吸と脈を確認する，②必要時にはCPR（心肺蘇生）・AEDを行う，というBLS（一次救命処置）である．また，BLSで一番重要なのは助けをよぶことである．

8 人工ペースメーカー装着患者

ここがポイント

❶ 問診により，不整脈の既往があれば，人工ペースメーカーの装着の有無について確認する．

❷ ペースメーカーが装着されていれば，主治医に対診し，原疾患，コントロールの状態，投薬内容などについて把握しておく．

● 問診のポイント
- ▶ 日常のペースメーカーの作動状態と心不全の有無
- ▶ 抗血栓療法の有無
- ▶ 服用薬剤のチェック

❸ 患者が携帯しているペースメーカー手帳を確認する．使用機器のメーカー名，連絡先，植え込み日時，機種，刺激方法などを確認しておく（表14）．

❹ ペースメーカーの作動に影響すると思われる機器類の使用を避ける．
- ▶ 電気メス，歯髄診断器，根管長測定器，低周波治療器（マイオモニター），超音波スケーラーなど．
- ▶ その他，MRI，高周波温熱治療器，マイクロ波温熱治療器など．
- ▶ レーザーメスの使用は可能と思われる．
- ▶ 電気メスなどをどうしても使用しなければならない時には，主治医に連絡すると共に，メーカーに使用可能なモードへの変更を依頼する．

❺ 歯科治療電気機器を使用する場合
- ▶ アース電極板の接続を確実にする．
- ▶ アース電極板をペースメーカーからできるだけ離す（通常左右の鎖骨下のどちらか）．

> ▶ 機器のコードがペースメーカー本体やカテーテル電極を横切らないようにする．
> ❻ 血栓予防のため抗血栓療法が行われている可能性があり，確認すると共に，観血処置に際しては局所止血処置を十分行う（参照 抗凝固剤，抗血小板剤使用患者の項p.28〜）．
> ❼ 感染性心内膜炎の予防のため，抗菌薬の予防投与を考慮する（参照 心臓弁膜症患者の項p.63〜）．
> ❽ モニター心電図計やパルスオキシメーターによるモニター下での治療が望ましい．
> ❾ 治療中にペースメーカーの誤作動が疑われたときには，ただちに治療を中止し，緊急性（経過観察，救急搬送，気道確保や心マッサージなどの救急処置）の有無を判断し対処する．

人工ペースメーカーについて

　刺激発生様式は固定レート型（非同期型），デマンド型（同期型），心拍応答ペーシング型（体動，呼吸数，QT間隔の変化を感知してレートを増減させる）がある．

準備すべきもの

❶ モニター心電図計　　　　❸ 酸素投与装置
❷ パルスオキシメーター　　❹ AED

歯科治療で留意すべき事項

ペースメーカーが正常に作動し，症状が安定している患者

- 通常の歯科治療は可能である．
- モニター心電図，パルスオキシメーターでモニターしながら，可能なかぎり

表14 ペースメーカーのコード

1文字目 ペーシング部位	2文字目 センシング部位	3文字目 センシング方法
A：atrium V：ventricle D：double	A：atrium V：ventricle D：double O：none	I：inhibited（抑制） T：triggered（同期） D：double（心房同期・心室抑制） O：none

※心拍応答機能を有する場合は4文字目にRをつける

ストレスを与えないよう配慮しながら治療を進める．
- 基本的に基礎疾患に不整脈があるので，抗不整脈剤の服用状況を把握し，他の薬剤との相互作用に注意する（参照 不整脈患者の項p.73～）．
- 観血的処置を行う場合は，術前の抗菌薬投与を考慮するとともに，局所止血処置を十分行う．
- 治療中にデンタルショックを起こした場合，脈拍数は維持されるため症状に気づきにくい場合があり注意を要する．末梢血管の拡張により血圧が低下すると思われるので輸液で対応する．

ペースメーカーが装着されているが，他の不整脈出現や弁膜症の合併など症状が不安定な患者

- 病院歯科に紹介する．

専門医からのメッセージ

- ペースメーカーをオフする必要性がある場合は病院歯科で行うほうがよい．
- ペースメーカーと一言にいっても適応疾患によって重症度が異なっている．臨床的な患者の症状を確認することが重要である．
- 一般的に植え込み型除細動器と通常のペースメーカーは区別できない可能性がある．除細動器のほうがサイズが大きいことを覚えておく．
- 患者はペースメーカー手帳をもっているので，適切な情報を得られるよう確認する．
- ペースメーカー挿入患者といっても，作動せずにすぐ突然死するわけではないことを留意する．

9 動脈瘤（動脈解離）患者

ここがポイント

❶ 動脈瘤の状況について十分に把握した後に歯科治療を開始すべきである．不明な点があれば必ず主治医に照会し，情報を得る．

● 問診のポイント
  ▶ 動脈瘤の発生部位
  ▶ 現在の病態，治療歴（特に治療に伴う人工材料の体内留置の有無）
  ▶ 血圧のコントロール状況および服用降圧剤の種類
  ▶ 服用薬剤（抗血小板剤，抗凝固剤など）

❷ 未治療動脈瘤を有する患者においては，歯科治療のストレスに伴う血圧上昇により瘤の破裂リスクがあることに留意する必要がある．

❸ 多くの場合血栓塞栓症予防のために抗血小板剤や抗凝固剤を使用しており，出血を伴う歯科処置には注意が必要である（参照 抗凝固剤，抗血小板剤使用患者の項p.28〜）．

❹ 瘤の治療のために，人工血管，ステント，コイルなどの人工材料が体内に留置されている場合（表15），歯科治療を行うに際して抗菌薬の予防投与が望ましい（参照 心臓弁膜症患者の項p.63〜）．

❺ 冠動脈瘤に心筋障害や心臓弁障害を合併していることがある．

準備すべきもの

❶ 血圧計　　　　　　　　　　❷ ミオコール® スプレー

表15　動脈瘤に対する治療法

脳動脈瘤の治療	大動脈瘤の治療
▶クリッピング	▶人工血管置換術
▶コイル塞栓法	▶ステントグラフト

歯科治療で留意すべき事項

瘤がまだ小さく血圧のコントロールをしながらフォローされている場合

❶ 血圧が十分にコントロールできていれば通常通り歯科治療が可能であるが，瘤の破裂リスクがあることを念頭に，血圧のモニターを行う．
❷ 治療に伴うストレスを最小になるよう配慮し，治療時間も短縮する必要がある．
❸ 急激な血圧上昇がみられた時には無理をせず処置を中止し，降圧処置を施す．ミオコール®スプレーを一回舌下に噴霧し，経過観察する（参照 高血圧患者の項p.50〜）．
❹ 抗血栓療法を受けている場合が多いので，観血処置時には局所止血処置を十分に行う．

すでに治療を受け，経過良好な場合

❶ 通常通り歯科治療が可能であるが，治療のために人工材料が体内に留置されていることが多いので，抗菌薬の予防投与が必要である．投与法は感染性心内膜炎の予防ガイドラインに従う．
❷ 抗血栓療法を受けている場合が多いので，観血処置時には局所止血処置を十分に行う．

専門医からのメッセージ

- 大動脈瘤は血管径によりリスクが異なる．
- 大動脈瘤をもつ患者は動脈硬化が進行していることが多く，それ以外の脳梗塞・心筋梗塞などのリスクも非常に高いということを覚えておく．

■ 参考文献

1）小谷順一郎，田中義弘：知りたいことがすぐわかる高齢者歯科医療．永末書店，京都，2008.
2）上田裕，須田英明ほか：有病者・高齢者歯科治療マニュアル．医歯薬出版，東京，1996.
3）長崎県保険医協会：病気を持った患者の歯科治療　改訂版．長崎保険医協会，長崎，2011.
4）福井次矢，黒川清　監訳：ハリソン内科書第3版．メディカル・サイエンス・インターナショナル，東京，2009.
5）福井次矢，奈良信雄：内科診断学．医学書院，2008.
6）吉本勝彦ほか編：「歯界展望」別冊　歯科医師のための医学ハンドブック．医歯薬出版，東京，2014.
7）日本高血圧学会：高血圧治療ガイドライン2014.
8）西田百代：有病高齢者歯科治療のガイドライン．クインテッセンス，東京，2002.
9）讃岐美智義：麻酔科研修チェックノート　改正第3版．羊土社，東京，2010.
10）和歌山県立医科大学附属病院薬事委員会：和歌山県立医科大学附属病院医薬品集　第11版．和歌山県立医科大学附属病院，和歌山，2011.
11）歯科学報，**109**：403-404，2009.
12）子島　潤，宮武佳子ほか：歯科診療のための内科．永末書店，京都，2007.
13）Circulation 116, 2007.
14）小川　聡：内科学書　改訂第8版．中山書店，東京，2013.
15）感染性心内膜炎の予防と治療に関するガイドライン　2017年改訂版（JCS 2017）．
16）BMJ 336：770, 2008.
17）Lancet 385：1219, 2015.
18）Eur Heart J 36：3075, 2015.
19）ADA Oral Health Topics Antibiotic prophylaxis prior to dental procedures 2016.
20）吉田清他：指導医が教える循環器診療の基本．南江堂，東京，2011.
21）歯界展望117巻：118-121, 346-349, 538-541, 724-727, 916-919, 1100-1103, 2011.
22）AHA心肺蘇生ガイドライン2015.

第3章　代謝性疾患患者

1　糖尿病患者

ここがポイント

❶ 血糖のコントロールの状況（*HbA1c，空腹時血糖など）を把握するとともに，合併症（表1）の有無について確認する．特に，腎症や高血圧について，問診や内科主治医への照会を通じて詳細を把握する．

● 問診のポイント
  ▶ 血糖のコントロールの状況
  ▶ 合併症の有無とその程度，特に腎症や高血圧について
  ▶ 低血糖発作の既往

❷ 創傷治癒不全や免疫力低下（表2）による局所感染に注意し，感染予防に努める．また，感染した場合，重篤な歯性感染症に進展することがあるので，速やかに病院歯科に紹介する．
❸ 低血糖発作に注意する（表3）．空腹時の歯科治療のアポイントは避けるとともに，低血糖発作に対応できる体制を整えておく．
❹ *Sick dayの日はできるだけ治療を避ける．
❺ 観血処置を行う血糖コントロールの最低限の目安は，HbA1c 8.0%未満，空腹時血糖160 mg/dL未満とするが，できればHbA1c 7.0%未満，空腹時血糖130 mg/dL未満が望ましい．HbA1c 7.0%未満では有意に術後感染が低くなるとの報告がある．

表1　糖尿病の合併症

- 糖尿病網膜症
- 糖尿病腎症
- 糖尿病神経障害
- 糖尿病足病変
- 歯周病
- 動脈硬化性疾患
- 認知症

表2　糖尿病患者における易感染性の要因

- 脱水（口腔乾燥）
- 栄養障害
- 白血球の機能障害
- 血管障害
- 神経障害

表3　低血糖発作の症状

血糖値（mg/dL）	臨床症状
70	空腹感，悪心，あくび
60	嗜眠，あくび，集中力低下，頭重・頭痛
50	発汗，頻脈，不安，過呼吸
30	意識障害（意識もうろう），異常行動
20	意識障害（意識消失），痙攣，昏睡，低血圧

*HbA1c
成人のヘモグロビン（A0）にグルコースが結合しヘモグロビンA1（糖化ヘモグロビン）となるが，ヘモグロビンA1cは安定で，糖化ヘモグロビンの中でも大きな割合を占める．糖化反応は非酵素的に起こるため，ヘモグロビンA1cのヘモグロビンに対する割合は血中グルコース濃度（血糖値）に依存し，血糖コントロールの指標として用いられる．過去1～2カ月間の血糖値の指標となる．

*Sick day（シックデイ）
糖尿病患者では，ちょっとした体の不具合から，**発熱，下痢，嘔吐，食欲不振**などを起こしやすく，体調が非常に悪くなるなど，血糖コントロールが不良になることがある．糖尿病患者にこのような病態による体調不良が起きた時をシックデイとよぶ，症状により，高血糖になったり低血糖になったりするため，糖尿病患者が気分がすぐれないと訴えるときは，その日の**歯科治療**はできるだけ避けたほうがよい．

歯科治療において留意すべき事項

血糖コントロールが良好な場合

HbA1c 7.0%未満，空腹時血糖130 mg/dL未満

》通常の歯科治療
通常通り治療を行うが，低血糖発作に注意する．

》観血的処置を伴う歯科治療
- 糖尿病腎症や動脈硬化性疾患などの合併症や高血圧の有無を把握する．
- 処置前に口腔ケアを十分に行い，口腔内細菌数を減少させておく．
- 骨露出を避け，できるかぎり閉鎖創とする．
- 術後の経過観察を十分行い，創傷の治癒を確認する．
- 低血糖発作に注意する．

血糖コントロールが不良な場合

- HbA1c 8.0%以上，空腹時血糖160 mg/dL以上

》通常の歯科治療
- 余裕があれば血糖コントロールを優先する（図1）．
- 歯周治療，初回の感染根管治療などについては，急性歯性感染症発症の防止に努める．治療後に二次感染予防のため抗菌薬の投与も考慮する．
- 糖尿病腎症を合併している場合には，抗菌薬や鎮痛剤の選択や投与量に十分留意する（参照 腎機能障害患者の項p.134〜）．

》観血的処置を伴う歯科治療
- 外科的施術に余裕があれば血糖コントロールを優先する．
- 糖尿病腎症や動脈硬化性疾患などの合併症とその程度を把握する．
- 切開など緊急を要する場合は，十分に説明し同意を得たうえで観血処置を行う．難治性となる可能性についても十分説明する．
- 抗菌薬の前投与を行い，術後も長めに投与する．

目標	血糖正常化を目指す際の目標 注1)	合併症予防のための目標 注2)	治療強化が困難な際の目標 注3)
HbA1c(%)	6.0未満	7.0未満	8.0未満

コントロール目標値 注4)

治療目標は年齢，罹病期間，臓器障害，低血糖の危険性，サポート体制などを考慮して個別に設定する．

注1) 適切な食事療法や運動療法だけで達成可能な場合，または薬物治療中でも低血糖などの副作用なく達成可能な場合の目標とする．
注2) 合併症予防の観点からHbA1cの目標値を7%未満とする．対応する血糖値としては，空腹時血糖値130mg/dL未満，食後2時間血糖値180mg/dL未満をおおよその目安とする．
注3) 低血糖などの副作用，その他の理由で治療の強化が難しい場合の目標とする．
注4) いずれも成人に対しての目標値であり，また妊娠例は除くものとする．

（日本糖尿病学会編著：糖尿病治療ガイド2016-2017．27頁，文光堂，2016．より）

図1　血糖コントロール目標
65歳以上の高齢者については「高齢者糖尿病の血糖コントロール目標」を参照．

- 処置前に口腔ケアを十分に行い，口腔内細菌数を減少させておく．
- 外科的侵襲を最小にとどめる．
- 術後の経過観察を十分行い，創傷の治癒を確認する．
- 感染症が重症化の徴候を示したときには速やかに病院歯科に紹介する．
- 糖尿病腎症を合併している場合には，抗菌薬や鎮痛剤の選択や投与量に十分留意する（参照 腎機能障害患者の項p.134〜）．

歯科治療時の低血糖発作の予防・対応

- 低血糖発作はインスリン使用患者に生じることが多いが，経口血糖降下剤服用患者でも生じうる．
- 体調や摂食状況を確認する（Sick dayには治療を避ける）．
- 食事前（昼食前，夕食前）の治療アポイントを避ける．
- 低血糖発作の臨床症状を十分理解し，早期に対応する（表3）．
- あらかじめジュース，角砂糖や50%ブドウ糖液を用意しておく．
- 低血糖状態が疑われた場合には，すみやかに糖分を補給する．

→意識清明：ジュースや角砂糖を摂取させる
→意識消失：口唇と歯肉の間に砂糖を塗りつける．あるいは，50％ブドウ糖液20mL以上を静注する．

糖尿病の診断基準

■基準値
❶ 早朝空腹時血糖値126mg/dL以上
❷ 経口ブドウ糖負荷試験（OGTT）2時間値200mg/dL以上
❸ 随時血糖値200mg/dL以上
❹ HbA1c（NGSP）6.5％以上

1 ❶〜❸のいずれかと❹が確認されれば，糖尿病と診断する．
2 ❶〜❹のいずれかを認めた場合は「糖尿病型」と診断する．別の日に再検査を行い，再び「糖尿病型」が確認されれば糖尿病と診断する．
3 血糖値が「糖尿病型」（❶〜❸（のいずれか）を示し，かつ次のいずれかの条件が満たされた場合には糖尿病と診断する．
- 糖尿病の典型的症状（口渇，多飲，多尿，体重減少）の存在
- 確実な糖尿病網膜症の存在

4 過去において，上記の❶〜❸の条件が満たされていたことが確認できる場合には，現在の検査値が上記の条件に合致しなくても糖尿病と診断するか，糖尿病との疑いをもって対応する．

専門医からのメッセージ

- 糖尿病と歯周病は相互関連していることが注目されている．血糖コントロールの改善により歯周病進展が抑制され，歯周病治療により血糖コントロールが改善することが示唆されている．
- 歯科治療時には血糖コントロールを良好にしておくことが望ましいが，低血糖のリスクにも注意しなければならない．
- 糖尿病合併症が多い場合や，多剤服用している場合は，歯科治療の安全性や注意点について糖尿病治療医にできるだけ確認をとることが望ましい．

2 骨粗鬆症患者

ここがポイント

❶ 問診により骨粗鬆症の有無（原発性か，続発性か），現在の状態，骨折の既往，検査値（骨密度など），治療歴などを確認する．

● 問診のポイント
- ▶ 原発性か，続発性（甲状腺機能亢進症，クッシング症候群，性腺機能低下症，糖尿病，ステロイド剤長期投与）か
- ▶ 骨密度など検査値も含め，現在の状態を把握する
- ▶ 脊椎の圧迫骨折や大腿骨，橈骨などの骨折の既往，人工関節置換術の既往の有無を確認する
- ▶ 治療の状況について（治療薬の種類／表4，治療期間など）

❷ 骨粗鬆症患者は骨折を起こす危険性が高いので，診療室内での移動や診療用チェアへの移動時に転倒しないよう介助する．

❸ 胸椎や腰椎が変形し，亀背や腰の屈曲が著しくなる．治療中は背部や腰部の変形に合わせ，枕，毛布等を利用し，チェア背板の角度も考慮し患者にとって最も楽な体位を工夫する．

❹ BP製剤や抗RANKLモノクローナル抗体製剤（プラリア®）を使用している可能性があり，必ず確認するとともに，使用している場合は顎骨壊死発症予防に十分留意する．

❺ 続発性骨粗鬆症であれば，その原疾患についても配慮が必要である．長期人工透析患者においても骨脆弱性が生じている可能性があることに注意が必要である．

❻ 鎮痛剤を常用している場合があるので，重複投与を避ける．

❼ 十分に咀嚼できない高齢患者，特に女性では，骨塩量が低値であることが知られている．また，咬合が不安定な高齢者では平衡機能が

落ちていることも知られている．易転倒性となり，骨折もしやすくなると考えられる．このような観点から，咀嚼能力を高めるための歯科的処置は，高齢者の転倒・骨折を防止するためにも重要である．

骨粗鬆症の定義

骨粗鬆症は低骨量と骨組織の微細構造の破綻によって特徴づけられる疾患であり，骨の脆弱性亢進と骨折危険率の増大に結びつく．

》原発性骨粗鬆症の診断基準（日本骨代謝学会）（表5）

❶ 脆弱性骨折あり
- 骨密度がYAM（young adult Mean：20〜44歳の若年成人女性の平均骨量）の80％未満，あるいは脊椎X線像で骨粗鬆化がある場合（＝低骨量）が原因で，軽微な外力によって発生した非外傷性骨折．
- 骨粗鬆症の診断基準値はYAMの70％であり，脆弱性骨折を有する場合にはYAMの80％で診断するよう規定されている．
- 骨折部位は脊椎，大腿骨頸部，橈骨遠位端，その他．

❷ 脆弱性骨折なし
- 骨密度がYMAの70％以下または−2.5SD以下．

歯科治療において留意すべき事項

治療を受け合併症なく安定している患者

- 骨塩量など確認し，通常通り歯科治療を行う．一般に，薬物治療6カ月から1年程で骨の脆弱性が改善してくるといわれている．
- BP製剤あるいは抗RANKLモノクローナル抗体製剤を使用している患者では顎骨壊死を発症させないよう最大の配慮を必要とする（参照 BP製剤，抗RANKLモノクローナル抗体製剤使用患者の項p.20〜）．

表4 骨粗鬆症の代表的な治療薬

分類	一般名	商品名	作用機序
カルシウム製剤	L-アスパラギン酸カルシウム	アスパラ®-CA	腸管からのカルシウム吸収増加
活性型ビタミンD_3製剤	アルファカルシドール	アルファロール®ワンアルファ®	腸管からのカルシウム吸収増加
	カルシトリオール	ロカルトロール®	
活性型ビタミンD_3	エルデカルシトール	エディロール®	
ビタミンK_2製剤	メナテトレノン	グラケー®	骨形成促進
副甲状腺ホルモン	テリパラチド	フォルテオ®テリボン®	骨形成促進
カルシトニン製剤	エルカトニン	エルシトニン®	骨吸収抑制
ビスフォスフォネート製剤	エチドロン酸	ダイドロネル®	骨吸収抑制
	アレンドロン酸	フォサマック®ボナロン®	
	リセドロン酸	アクトネル®ベネット®	
	ミノドロン酸	ボノテオ®リカルボン®	
	イバンドロン酸	ボンビバ®	
抗RANKLモノクローナル抗体	デノスマブ	プラリア®	骨吸収抑制
イプリフラボン	イプリフラボン	オステン®	骨吸収抑制
エストロゲン製剤	エストラジオール	ジュリナ®	骨吸収抑制
選択的エストロゲン受容体モジュレーター（SERM）	ラロキシフェンバゼドキシフェン	エビスタ®ビビアント®	骨吸収抑制

表5 脆弱性骨折のない骨粗鬆症の診断基準

	骨密度値[注1]	脊椎X線像骨粗鬆化[注2]
正常	YAMの80％以上	なし
骨量減少	YAMの70〜80％未満	疑いあり
骨粗鬆症	YAMの70％未満	あり

注1：骨密度は原則として腰椎骨密度とする．
注2：脊椎X線像での骨粗鬆化の評価は，骨萎縮度判定基準を参考にして行う．

> 骨折の既往や人工関節置換術を受けている場合

- 特に治療時の体位は体幹の変形を考慮し，患者が最も楽なポジションを設定するとともに，長時間の処置はできる限り回避する．
- 抜歯などを行う際しては，顎骨の脆弱性にも考慮する必要がある．歯槽骨骨折や下顎骨骨折を惹起させないよう配慮する．
- 人工関節置換術を受けている患者においては，出血を伴う歯科処置を行うに際し人工関節への血行性感染の潜在的リスクの高い場合（表6）は，抗菌薬の予防投与を必ず行う．投与法は感染性心内膜炎に対する予防法に準じるのが妥当と思われる（参照 心臓弁膜症患者の項p.63〜）．
- BP製剤あるいは抗RANKLモノクローナル抗体製剤を使用している患者では顎骨壊死を発症させないよう最大の配慮を必要とする（参照 BP製剤，抗RANKLモノクローナル抗体製剤使用患者の項p.20〜）．

表6　人工関節への血行性感染の潜在的リスクの高い患者

1	2年以内に関節置換術を受けた患者
2	免疫低下，免疫抑制がある患者 ・関節リウマチ，全身性エリテマトーデス等炎症性の関節症を有する患者 ・化学療法，放射線療法による免疫低下患者
3	以下の合併症を有する患者 ・過去に人工関節感染があった　・HIV感染 ・低栄養　・糖尿病 ・血友病　・悪性腫瘍

（J Am Dent Assoc 134；895-899, 2003より引用，一部改編）

専門医からのメッセージ

- BP製剤服用患者で休薬が必要な場合は，必ず処方医に連絡をとる．
- 転倒による骨折予防策には，視力低下の可能性も考慮する．
- 残歯数20本未満や，円背や瘦せも，骨粗鬆症のリスクファクターである．

■ 参考文献

1) 上田裕, 須田英明ほか：有病者・高齢者歯科治療マニュアル. 医歯薬出版, 東京, 1996.
2) Arch Surg 141：375-380, 2006.
3) 小谷順一郎, 田中義弘：知りたいことがすぐわかる高齢者歯科医療. 永末書店, 京都, 2008.
4) 長崎県保険医協会：病気を持った患者の歯科治療　改訂版. 長崎保険医協会, 長崎, 2011.
5) J Am Dent Assoc 134；895-899, 2003.

第4章 認知症患者

ここがポイント

① 認知症と咀嚼機能との関わりが指摘されており，また，誤嚥性肺炎予防のためにも歯科的介入は重要である．

② 介護者と共に問診室に入室してもらうが，患者のプライドを傷つけないために，可能な限り患者自身と面接し，介護者に補足してもらう．

● 問診のポイント
  ▶ 認知症の進行度を把握する．面接である程度把握できるが，詳細は主治医に照会し，重症度を確認する．FAST（表1）を参考にすると理解しやすい
  ▶ 服用薬剤を確認する．認知症治療薬，向精神薬，抗てんかん薬，抗血栓薬など
  ▶ 身体合併症，精神症状の有無の把握

③ 誤嚥の危険があるため注意が必要である．

④ 記憶障害があるのでトラブル回避のため，治療方針などの説明内容は詳細に診療録に記載しておく．

表1　FAST（アルツハイマー病の進行度判定基準：Functional Assessment Staging Test）

ステージ	臨床診断	特徴
1	正常成人	主観的にも客観的にも機能障害なし．
2	正常老化	物の置き忘れ，もの忘れの訴えあり．換語困難あり．
3	境界領域	職業上の複雑な仕事ができない．熟練を要する仕事の場面では機能低下が同僚によって認められる．新しい場所への旅行は困難
4	軽度	パーティーの計画，買い物，金銭管理など日常生活での複雑な仕事ができない．
5	中等度	TPOに合った適切な洋服を選べない．入浴するために説得することが必要なこともある．
6a	やや重度	独力では服を正しい順に着られない．
6b		入浴に介助を要する．入浴を嫌がる．
6c		トイレの水を流し忘れたり，ふき忘れる．
6d		尿失禁
6e		便失禁
7a	重度	最大約6個に限定された言語機能の低下
7b		理解しうる語彙は「はい」など，ただ1つの単語となる．
7c		歩行能力の喪失
7d		座位保持機能の喪失
7e		笑顔の喪失
7f		頭部固定不能．最終的には意識消失（混迷・昏睡）

（神恒一：日老医誌　49：419-424, 2012 より引用）

歯科治療時に留意すべき事項

軽症・中等度障害患者（FAST／ステージ4〜5）

　ほぼ通常通りの歯科治療が可能であるが，記憶障害があるのでトラブル回避のため，説明内容や承諾を得た内容などについて，診療ごとに診療録に記載する．

重度障害患者（FAST／ステージ6〜7）

- 歯科治療は可能であるが，患者自身で判断や問題解決が困難あるいは不可能で，歯科医師の指示や要求が理解できないため，治療内容は制限される．
- 家族あるいは介護者に確認しながら治療を進める．
- 診療室への入室から治療にいたるまで，多くの補助を必要とする．

- 患者の楽な姿勢で，長時間の治療を避ける．
- 精神症状が強い場合や強固に治療を拒否するような場合には，病院歯科に紹介する．

専門医からのメッセージ

- 認知症は記憶障害（もの忘れ）のみならず，理解力の低下や判断力の低下など，さまざまな高次脳機能障害が出現し，生活を困難なものにするが，一方で感情や自尊心など保たれている機能もさまざまある．多くは理解可能な言動である点をお伝えしておきたい．

■ 参考文献

1) Hughes CP et al.：A new clinical scale for the staging of dementia. Br J Psychiatry 140：566-572, 1982.
2) Tanaka H et al.：Relationship between dementia severity and behavioural and psychological symptoms in early-onset Alzheimer's disease. Psychogeriatrics.
3) 小谷順一郎，田中義弘：知りたいことがすぐわかる高齢者歯科医療．永末書店，京都，2008.
4) 長崎県保険医協会：病気を持った患者の歯科治療 改訂版．長崎保険医協会，長崎，2011.

第5章　妊娠患者・授乳婦患者

ここがポイント

❶ 妊娠の可能性について必ず問診．妊娠している場合には，妊娠週数，＊悪阻，妊娠高血圧症候群（妊娠中毒症）の有無などについて確認する．

❷ 血圧測定を行い高血圧の有無をチェック．妊娠高血圧症候群が判明あるいは疑われた場合には，産科主治医に照会し，病態を把握するとともに，可能であれば病院歯科に紹介する．

● 問診のポイント
　▶ 妊娠の可能性（本人も気づいていない妊娠前期が最も催奇形性のリスクが高い）
　▶ 妊娠の有無
　▶ 妊娠週数
　▶ 悪阻の有無，重症度
　▶ 妊娠高血圧症候群の有無（不明であれば血圧測定）

❸ エックス線写真の撮影はできるだけ避ける（撮影は可能であるが，リスク回避のためどうしても必要なとき以外は避ける）．やむなく撮影するときには，安全性について十分説明したうえで，必ず防護服を着用させる．

❹ 投薬については，治療上の有益性が危険性を上回ると判断された場合のみ最小必要量を投与（添付文書を必ず確認する／表1）．

❺ 催奇形性の可能性のある時期は妊娠4週〜15週末（器官形成期）であるが，妊娠中に投与してはならない薬剤（表2）を除けば，薬剤を服用していない場合に起こりうる先天異常の発生率（3〜5％）を

100　各論

増加させることはほとんどない．
❻ 安定期（妊娠5カ月～7カ月）での治療が望ましい．
❼ 胎児の動脈管収縮が問題となるのは，妊娠7カ月以降である．**NSAIDsの投与は絶対禁忌**である．
❽ 妊娠後期の体位はリクライニングポジションもしくは左側仰臥位がよい．
❾ 治療中は可能な限り余分な心身のストレスを与えないよう配慮する．局所麻酔が必要な時には，表面麻酔剤を併用する（ただし，**表面麻酔剤はエステル型が多いのでアレルギー反応に注意**する必要がある）．
❿ **妊娠中の重症歯肉炎や歯周病を放置すると，低体重早産のリスクが高まる**こと，妊娠期間を通じて予防処置が大切であることを説明する．
⓫ ほとんどの薬剤は母乳に移行することが知られている．その量は母親の投与量の1％未満とされており大きな問題はないが，可能ならば投与期間中は人工乳に切り替えることも考慮する．

表1　薬剤の添付文書について

①投与しないこと（禁忌）
②投与しないことが望ましい
③治療上の有益性が危険性を上回ると判断された場合のみに投与
④記載なし

※妊婦・産婦，授乳婦への投与において，③・④の記載があるときのみ投与が可能である．

---

*悪阻（つわり）
妊娠によって，悪心・嘔吐，食欲不振といった消化器症状を総称して「つわり」と呼ぶ．

表2 妊娠中に投与してはならない薬剤

薬　剤	影　響	症　状
アミノグリコシド系抗菌薬	胎児毒性	非可逆性第Ⅷ脳神経障害
テトラサイクリン系抗菌薬	胎児毒性	歯冠の着色，エナメル質形成不全，急性脂肪肝
ニューキノロン系抗菌薬	胎児毒性	関節異常
NSAIDs	胎児毒性	動脈管収縮・閉鎖，新生児持続肺高血圧症，羊水過少，分娩遅延，予定日超過
エトレチナート（チガソン®）	催奇形性	催奇形（男性も避妊が必要）
ビタミンA（チョコラ®A）	催奇形性	催奇形
ACE阻害薬	胎児毒性	胎児低血圧，羊水過少，肺低形成，呼吸障害，胎児・新生児死亡
ワルファリン	催奇形性	催奇形（妊娠中を通じて危険．形態的異常）
フェニトイン	催奇形性	催奇形（ヒダントイン症候群．胎児異常として，精神発達遅滞，心臓奇形，口蓋裂，水頭症などがみられる）

表3 妊娠前期の胎児への影響

週　数	影　響
無影響期（妊娠3週末まで）	All or Noneの時期
絶対過敏期（妊娠4週から7週末まで）	奇形の発生と関連する重要な時期
相対・比較過敏期（妊娠8週から15週末まで）	催奇形性としては胎児の薬剤に対する感受性は低下

歯科治療において留意すべき事項

妊娠前期（妊娠0週〜15週）

- 流産（早期流産），つわり，奇形の発生に留意する．
- 催奇形性に最大の注意を払う（表3）．

≫ 急性症状のない場合

- 応急処置にとどめ，安定期あるいは出産後に本格的に治療する．
- 妊娠中は歯肉炎やう蝕になりやすいこと．妊娠中の歯肉炎や歯周病が低体重

早産（妊娠37週未満，体重2500g未満）の原因になる可能性があることを説明し，定期的予防処置を勧める．

》急性症状のある場合

- 治療上の有益性が危険性を上回ると判断された場合には，十分説明し，同意を得たうえで治療する．
- つわりが強い場合には，治療に伴うストレスが最小となるよう配慮する．
- 麻酔が必要な場合→歯科用キシロカイン®（塩酸リドカイン）を用い，切開や抜髄処置を行う．母体血中濃度の1/2の濃度で胎児にも移行するが，歯科用キシロカイン®カートリッジ2～3本まではほとんど影響はない．表面麻酔を必ず併用する．

》投薬が必要な場合

❶ 消炎鎮痛剤（表4）
- カロナール®（アセトアミノフェン）を5～10mg/kgを頓用で処方する．
- 疼痛が強くカロナール®投与で対応ができないときは，ソセゴン®，ペンタジン®（ペンタゾシン）を15mg～30mgを筋注する．

❷ 抗菌薬
- ペニシリン系，セフェム系，マクロライド系（ジスロマック®）薬剤，ホスホマイシン，リンコマイシン系薬剤を最小量投与する（FADの薬剤胎児危険度分類基準カテゴリーBに属する抗菌薬の使用が可能／表5）．
- テトラサイクリン系，ニューキノロン系，アミノグリコシド系薬剤は禁忌．

❸ 健胃消化剤・消化性潰瘍用剤
- セルベックス®（テプレノン），ムコスタ®（レバミピド），プロマック®（ポラプレジンク），マーズレン®（アズレンスルホン酸ナトリウム）などが可能である．

表4 FADの薬剤胎児危険度分類基準カテゴリーB（妊娠期間中に使用した場合の胎児への障害の可能性は低いであろう）に属する鎮痛剤一覧

NSAIDs	ブルフェン®（イブプロフェン）（妊娠末期には投与しないことが望ましい）
塩基性	ソランタール®（チアラミド）
その他	カロナール®（アセトアミノフェン），**ソセゴン®**，**ペンタジン®**（ペンタゾシン）

表5 FADの薬剤胎児危険度分類規準カテゴリーB（妊娠期間中に使用した場合の胎児への障害は低いであろう）に属する抗菌薬一覧

種 類	内服剤	注射剤
ペニシリン系	サワシリン®, パセトシン®（アモキシシリン水和物） ビクシリン®（アンピシリン水和物） ペングッド®（バカンピシリン塩酸塩） ユナシン®（スルタミシリントシル酸塩水和物）など	注射用ペニシリンGカリウム（ベンジルペニシリンカリウム） ビクシリン®（アンピシリン水和物） ペントシリン®（ピペラシリンナトリウム） ビクシリン®S（アンピシリン＋クロキサシリン）など
β-ラクタマーゼ阻害薬	オーグメンチン®（アモキシシリン水和物＋クラブラン酸カリウム）	ユナシン-S®（アンピシリンナトリウム＋スルバクタムナトリウム） ゾシン®（タゾバクタムナトリウム＋ピペラシリンナトリウム）
セフェム系	ケフラール®（セファクロル） ケフレックス, ラリキシン®（セファラキシン） オラスポア®（セフロキサジン水和物） オラセフ®（セフロキシム　アキセチル） セフゾン®（セフニジル） メイアクト®MS（セフジトレン　ピボキシル） セフスパン®（セフィキシム） トミロン®（セフテラム　ピボキシル） バナン®（セフポドキシム　プロキセチル） フロモックス®（セフカペン　ピボキシル塩酸塩水和物）など	セファメジン®α（セファゾリンナトリウム） パンスポリン, ハロスポア®（セフォチアム塩酸塩） セフメタゾン®（セフメタゾールナトリウム） メイセリン®（セフミノクスナトリウム水和物） フルマリン®（フロモキセフナトリウム） クラフォラン, セフォタックス®（セファタキシムナトリウム） ベストコール®（セフメノキシム塩酸塩） ロセフィン®（セフトリアキソンナトリウム水和物） モダシン®（セフタジジム水和物） シオマリン®（ラタモキセフナトリウム） ファーストシン®（セフォゾプラン塩酸塩） マキシピーム®（セフィピム塩酸塩水和物）など
マクロライド系	エリスロシン®（エリスロマイシン） ジスロマック®（アジスロマイシン水和物）	
リンコマイシン系	ダラシン®（クリンダマイシン） リンコシン®（リンコマイシン塩酸塩水和物）	ダラシン®S（クリンダマイシン） リンコシン®（リンコマイシン塩酸塩水和物）
その他	オスミシン®（ホスホマイシンカルシウム水和物）	オスミシン®S（ホスホマイシンカルシウム水和物）

（今日の治療薬　解説と便覧　2016より抜粋）

- プロトンポンプ阻害薬（PPI）の使用は避ける．

妊娠中期（妊娠16週0日〜27週）

- 安定期であるが，切迫流産，妊娠高血圧症候群，切迫早産に留意する．
- 妊娠高血圧症候群がある場合には，産科主治医に照会し，血圧や合併症の状況を把握する．

妊娠高血圧症候群（表6, 7）

- 妊娠20週以降，分娩12週までに高血圧がみられる場合，または高血圧に蛋白尿を伴う場合のいずれかで，かつこれらの症状が単なる妊娠の偶発症によるものでないものをいう．

》急性症状のない場合

- 妊娠5カ月〜7カ月頃が最も安定しており，通常の歯科治療は可能であるが，

表6　病型分類

病　型	症　状
①妊娠高血圧腎症	高血圧に蛋白尿を伴う．
②妊娠高血圧	
③荷重型高血圧腎症	高血圧あるは蛋白尿が存在し，妊娠20週以降これらに高血圧あるいは蛋白尿が荷重する場合．あるいは，妊娠20週以降高血圧，蛋白尿の両方あるいはいずれかが増悪する場合．
④子癇	妊娠20週以降にはじめて痙攣発作を起こし，てんかんや二次性痙攣が否定されるもの．

表7　妊娠高血圧症候群が母児に与える影響

母体への影響	胎児への影響
凝固線溶系の異常（出血傾向）	子宮内胎児発育遅延（IUGR）
腎機能障害	胎児低酸素症
肝機能障害	
中枢神経異常	
循環異常	

必要な治療にとどめる．

》急性症状のある場合
- 治療上の有益性が危険性を上回ると判断された場合には，十分説明し，同意を得たうえで治療を行う．
- 無痛処置を心がける．
- 可能であれば，病院歯科に治療を依頼する．

》麻酔が必要な場合
- 歯科用キシロカイン®を用い，切開や抜髄処置を行う．
- 母体血中濃度の1/2の濃度で胎児にも移行する．
- 歯科用キシロカイン®カートリッジ2～3本まではほとんど影響はない．

》投薬が必要な場合
- 催奇形性の時期は過ぎているが，胎児の成長・発育に影響する薬剤もあるので注意を要する．

❶ 消炎鎮痛剤
- カロナール®（アセトアミノフェン）を5～10 mg/kgを頓用で処方する．
- 疼痛が強くアセトアミノフェン投与で対応ができないときは，ソセゴン®（ペンタゾシン）を15 mg～30 mgを筋注する．

❷ 抗菌薬
- ペニシリン系，セフェム系，マクロライド系（ジスロマック®），ホスホマイシン，リンコマイシン系薬剤を最小量投与する（表4：FADの薬剤胎児危険度分類基準カテゴリーBに属する抗菌薬の使用が可能）．
- テトラサイクリン系，ニューキノロン系，アミノグリコシド系薬剤は禁忌．

❸ 健胃消化剤・消化性潰瘍用剤
- セルベックス®（テプレノン），ムコスタ®（レバミピド），プロマック®（ポラプレジンク），マーズレン®（アズレンスルホン酸ナトリウム）などが可能である．
- プロトンポンプ阻害薬（PPI）の使用は避けたほうがよい．

妊娠後期（妊娠28週～）

- 妊娠高血圧症候群（妊娠中毒症），切迫早産，胎児の動脈管収縮に留意する．
- 体位はリクライニングポジションとし，胎児の血流障害をきたさないよう注意する．
- 妊娠高血圧症候群がある場合には，歯科治療により病態を憎悪させる可能性があるので産科主治医に照会する必要がある．
- 無痛処置を心がける．
- 可能であれば，病院歯科に治療を依頼する．

》急性症状のない場合

- 最低限必要な治療のみにとどめ，出産後に本格的治療を開始する．
- 出産後2カ月経過頃より妊娠の影響もなくなるので通常の歯科治療が可能になる．

》急性症状のある場合

- 治療上の有益性が危険性を上回ると判断された場合には，十分説明したうえで治療を行う．
- 妊娠高血圧症候群がある場合には，歯科治療により病態を増悪させる可能性もあるので産科主治医に照会が必要である．
- 可能であれば病院歯科に治療を依頼する．

》麻酔が必要な場合

- 歯科用キシロカイン®を用い，切開や抜髄処置を行う．
- 母体血中濃度の1/2の濃度で胎児にも移行する．
- 歯科用キシロカイン®カートリッジ2～3本まではほとんど影響はない．
- シタネスト-オクタプレシン®（プロピトカイン／フェリプレシン）は子宮収縮作用と分娩促進作用があるため妊娠後期には用いない．

》投薬が必要な場合

- 子宮収縮や動脈管収縮による胎児への影響に留意する．
- ❶ 消炎鎮痛剤

- カロナール®（アセトアミノフェン）はFAD薬剤胎児危険度分類規準ではカテゴリーBとなっているが，最近，本邦で本剤の動脈管収縮作用が報告され，添付文書にも「妊娠後期の婦人への投与により動脈管収縮を起こすことがある」と追記された．そのため使用を控えるほうがよい．
- 他のNSAIDsは絶対禁忌（動脈管の収縮作用があり，死産の報告もある）
- 疼痛が強くカロナール投与で対応ができないときは，ソセゴン®（ペンタゾシン）を15 mg〜30 mgを筋注する．

❷ 抗菌薬
- ペニシリン系，セフェム系，マクロライド系（ジスロマック®），ホスホマイシン，リンコマイシン系薬剤を最小量投与する（表4：FADの薬剤胎児危険度分類基準カテゴリーBに属する抗菌薬の使用が可能）．
- テトラサイクリン系，ニューキノロン系，アミノグリコシド系薬剤は禁忌．

❸ 健胃消化剤・消化性潰瘍用剤
- セルベックス®（テプレノン），ムコスタ®（レバミピド），プロマック®（ポラプレジンク），マーズレン®（アズレンスルホン酸ナトリウム）などが可能．
- プロトンポンプ阻害薬（PPI）の使用は避けたほうがよい．

授乳婦

- ほとんどの薬剤は母乳に移行することが知られているが，その量は授乳婦の投与量の1％未満とされている．
- 添付文書ではほとんどの薬剤で，「新生児，乳児に対する安全性は確立していない」，「授乳中の婦人に投与中は授乳を避けさせる」となっているので注意．
- どうしても投薬が必要な場合には，「Medications and Mother's Milk 2014基準」を参考に，安全性の高いL1, L2カテゴリに属する薬剤（表8, 9）を，十分に説明したうえで投与する．そのうえでできれば，投与期間中は人工乳に変更する．

エックス線写真を撮影した後に妊娠に気づいた時の対応

- 妊娠初期を含めた全期間を通じて，歯科医院で撮影するエックス線写真は安全であると考えて差し支えないことを，表11, 12, 13を示しながら説明する．

表8 薬剤の授乳婦（乳児）への危険度の表示

カテゴリー	Medications and Mother's Milk 2014 基準
L1	適合 compatible 多くの授乳婦が使用するが，児への有害報告なし．対照試験でも児に対するリスクは示されず，乳児に害を与える可能性はほとんどない．または，経口摂取しても吸収されない．
L2	概ね適合 probably compatible 少数例の研究に限られるが，乳児への有害報告なし．リスクの可能性がある根拠はほとんどない．
L3	概ね適合 probably compatible 授乳婦の対照試験はないが，児に不都合な影響が出る可能性がある．または対照試験でごく軽微で危険性のない有害作用しか示されていない．潜在的な有益性が潜在的なリスクを凌駕する場合のみ投与．
L4	悪影響を与える可能性あり possibly hazardous 児や乳汁産生にリスクがあるという明らかな証拠があるが，授乳婦の有益性が児へのリスクを上回る場合は許容．
L5	危険 hazardous 授乳婦の研究で児に重大で明らかなリスクがヒトでの使用経験を基に示されている．よって，児に重大な障害を引き起こすリスクが高い．母乳育児の女性は禁忌．

(Hale TW：Medications and Mother's Milk 2014より抜粋改変：今日の治療薬 解説と便覧2016より)

- 歯科用エックス線写真撮影による放射線量は，きわめて低い（表11）うえに，撮影する部位も腹部ではなく顔面部であり，しかも防護服で保護されているため，卵巣や子宮にはごく微量の放射線が吸収されるのみである（表12）．歯科用エックス線写真撮影における，胎芽・胎児への影響は少ないと考えられる．
- 流産や奇形は100 mSv以上の放射線量を受けなければ発生しない（表13）．一度に1,000枚の歯科用デンタルエックス線写真を撮影してもこの線量を越えることはない．
- 月経開始から10日間は妊娠の可能性はほぼないので，エックス線写真撮影には安全な時期である（10 days rule）．

表9 授乳婦（乳児）に比較的安全に投与可能な抗菌剤および鎮痛剤

抗菌剤		L1（適合）		L2（概ね適合）	
		内服剤	注射剤	内服剤	注射剤
抗菌薬	ペニシリン系	ビクシリン® ビクシリン®S アモリン®（アモキシシリン水和物） サワシリン® パセトシン®	ビクシリン® ビクシリン®S	ペントシリン®	
	β-ラクタマーゼ阻害薬	オーグメンチン®	ユナシン®-S		スルペラゾン®（スルバクタムナトリウム+セフォペラゾンナトリウム）
	セフェム系	ケフラール® L-ケフラール® セフゾン®	ロセフィン® セファメジン®α セファゾリンNa®（セファゾリンナトリウム） モダシン®	オラセフ® セフテム®（セフチブテン水和物） メイアクトMS® セフスパン® バナン®	クラフォラン® セフォタックス® セフォペラジン®（セフォペラゾンナトリウム） セフォビッド®（セフォペラゾンナトリウム） マキシピーム®
	マクロライド系	クラリス® クラリシッド®		ジスロマック® ジスロマック®SR	
	リンコマイシン系			ダラシン®	ダラシン®S クリンダマイシン®（クリンダマイシンリン酸エステル）
	ニューキノロン系			タリビッド® クラビット®	
	カルバペネム系				チエナム®（イミペネム水和物+シラスタチンナトリウムキット）
	モノバクタム系				アザクタム®（アズトレオナム）
	グリコペプチド系		塩酸バンコマイシン®（バンコマイシン塩酸塩）		

抗菌薬	アミノグリコシド系				ゲンタシン®（ゲンタマイシン硫酸塩） トブラシン®（トブラマイシン） アミカシン硫酸塩（アミカシン硫酸塩） アミカマイシン®（アミカシン硫酸塩）
鎮痛剤		カロナール® アルピニー®（アセトアミノフェン） ブルフェン®（イブプロフェン）		ボルタレン® ボルタレン®SR（ジクロフェナクナトリウム） ナボール®SR セレコックス®	

（今日の治療薬　解説と便覧2016より抜粋）

表10　授乳との両立が不可能な薬剤

細胞毒性	免疫抑制剤，抗癌剤
乱用薬物	コカイン，ヘロイン，マリファナ
放射性薬品	テクネシューム99 m，ヨード123など

表11　エックス線写真撮影による放射線量

エックス線写真装置		放射線量（実効線量）*	備　考
口内法デンタル	アナログ デジタル	10〜30 μSv 3〜7 μSv	デジタル方式では通常の1/5程度の実効線量
パノラマ	アナログ デジタル	20〜30 μSv 5 μSv	デジタル方式では通常の1/5程度の実効線量
頭部CT		500 μSv	
歯科用コーンビームCT		30〜90 μSv	医科用CTで撮影した場合の1/10程度の実効線量

*機種，照射範囲，照射条件により差異がある

表12　歯科用エックス線写真撮影による卵巣被爆量

歯科用エックス線写真	卵巣被爆量
口内法デンタル1枚	0.009 μSv
パノラマ1枚	0.078 μSv

表13　妊婦に対するエックス線写真撮影による被爆の影響

被爆の影響		しきい値
流　産	流産は着床前期に最も多く，器官形成期の被爆でも起こる	100 mSv 以上
奇　形	外表・内臓奇形は器官形成期のみに起こる	100〜200 mSv
発育遅延	妊娠2週から出生までの期間でみられる	1000 mSv 以上
精神遅滞	妊娠8〜15週に最も多く発生し，16〜25週にも起こる	120 mSv 以上

専門医からのメッセージ

- 特に注意することは妊娠30週以降はNSAIDsを使用しないということである．
- 薬剤使用に関して迷ったら，妊娠検診を受けている産婦人科に遠慮なく問い合わせる．
- 20週以降であれば胎動の自覚があるはずなので，診療の際に「普段通り胎児が動いているか？」を確認しておくとよい．

■ 参考文献

1) 林　昌洋ほか：今これだけ知っておきたい！妊娠・授乳とくすりQ&A　第2版．じほう，東京，2013．
2) 上田裕，須田英明ほか：有病者・高齢者歯科治療マニュアル．医歯薬出版，東京，1996．
3) 日本化学療法学会，日本感染症学会：抗菌薬使用のガイドライン．日本化学療法学会，東京，2005．
4) 放射線技師会雑誌　47巻：1694-1750，2000．
5) 日本医師会雑誌　124巻：367-370，2000．
6) 長崎県保険医協会：病気を持った患者の歯科治療　改訂版．長崎保険医協会，長崎，2011．
7) 日本未熟児新生児学会雑誌：22巻，602，2010．
8) 浦部晶夫，島田和幸，川合眞一　編：今日の治療薬2016．南江堂，東京，2016．

第6章　呼吸器疾患患者

1　気管支喘息患者

ここがポイント

❶ 問診により，病状（重症度や発作状況など），発作の誘因，薬物アレルギーの有無，コントロールの状態（使用薬剤のチェック）などを把握する．必要があれば，主治医に照会し，安全に使用できる抗菌薬や消炎鎮痛剤の情報も得ておく．

● 問診のポイント
  ▶ 類型（アトピー型，感染型，混合型，アスピリン喘息）を把握する（表1）
  ▶ 最も最近生じた発作の時期
  ▶ 発作時はどのような症状か（重症度の把握）
  ▶ 発作はどのような時に生じるか（発作の誘因があるか）
  ▶ 発作はどれくらい持続するか
  ▶ 発作の頻度はどの程度か（重症度の把握）
  ▶ 発作時の対処はどのようにしているか
  ▶ 治療歴の詳細を確認する（使用薬剤，最近の入院歴など）

❷ 精神的因子が発作発現に関与することが知られており，大脳皮質を介してコリン作動性神経の緊張が高まると気道過敏性が増大する．無痛処置を心がけ，余分なストレスを与えないよう配慮する．

❸ 刺激臭のある歯科用薬物や歯科材料も発作を誘発する可能性があるため，慎重に使用する．

❹ アトピー型の喘息ではエステル型局麻剤（プロカイン）はアレルゲンとなる可能性があり使用を控える．歯科用局所麻酔剤はアミド型であるが，防腐剤・安定剤として含まれるパラオキシ安息香酸メチルや亜硫酸ナトリウムもアレルゲンとなる可能性があり注意を要する（表2）．歯科用表面麻酔薬にはエステル型が多いことに留意する．

❺ 吸入治療薬を持参している場合には，あらかじめその成分を確認しておく（ステロイド剤，抗アレルギー剤，ロイコトリエン拮抗剤，テオフィリン徐放剤，β2刺激剤）．**β2刺激剤はエピネフリン（アドレナリン）との併用禁忌**である．**テオフィリンとマクロライド系，ニューキノロン系抗菌剤との併用も禁忌**である．

❻ 発作の前兆があれば，ただちに治療を中止し座位にする．

❼ 基本的には，中等症以上の患者においては，病院歯科に依頼するのが望ましい．

❽ 鎮痛剤を使用するときには，**酸性NSAIDs（表3）の使用は禁忌**で，塩基性NSAIDsを使用するが，できるかぎり使用は避けたほうがよいとされている．疼痛が強い場合にはソセゴン®，ペンタジン®（ペンタゾシン）を使用する．

❾ 横臥できない程度の呼吸困難やチアノーゼを認めた場合には，緊急治療を施し，専門病院へ救急搬送する．

表1　気管支喘息の分類

分類	症状
アトピー型（アレルギー型）	小児あるいは若年者に多くみられ，アレルギー疾患の既往，家族歴があることが多く，アレルゲン侵入が発症に関与する．
感染型	40歳以上の中高年層に多く，気道感染が発症因子として働く．
混合型	アトピー型の慢性化により気道感染を合併し混合型となる．
アスピリン喘息	アスピリンや酸性非ステロイド性抗炎症剤，化学物質（タートラジン，安息香酸ナトリウムなど）などによって発作が誘発される特異なタイプ．

表2 歯科用局所麻酔薬の種類（成分および添加物）

商品名	一般名	麻酔薬含有量 (1A 1.8 mL中)	血管収縮薬量 (1A 1.8 mL中)	添加物 （防腐剤・安定剤）
歯科用キシロカイン®	リドカイン	36 mg（2％）	エピネフリン 22.5 μg	ピロ亜硫酸ナトリウム
オーラ®注	リドカイン	36 mg（2％）	エピネフリン 45 μg	ピロ亜硫酸ナトリウム
キシレステシン®	リドカイン	36 mg（2％）	エピネフリン 22.5 μg	亜硫酸ナトリウム
スキャンドネスト®	メピバカイン	54 mg（3％）	（−）	（−）
シタネスト-オクタプレシン®	プロピトカイン	54 mg（3％）	フェリプレシン 0.054単位	パラオキシ安息香酸メチル
エピリド®	リドカイン	36 mg（2％）	エピネフリン 22.5 μg	ピロ亜硫酸ナトリウム 塩酸

表3 塩基性NSAIDsの種類

▶ ソランタール®（塩酸チアラミド）（100 mg）1Ｔ頓用
▶ メブロン®（エピリゾール）（100 mg）1〜2Ｔ頓用
▶ ペントイル®（エモルファゾン）（100 mg〜200 mg）

気管支喘息重症度判定基準（気管支喘息重症度判定基準再検討委員会報告による）

喘息症状の程度（表4）

- 喘息症状の程度はおもに呼吸困難の程度で判定し，ほかの項目は参考事項である．
- 喘息症状の程度が混在するときには症状の重いほうをとる．

喘息症状の頻度（平均回数）

❶ 1週間に5〜7日
❷ 1週間に3〜4日
❸ 1週間に1〜2日

表4 喘息症状の程度

	喘息症状の程度	呼吸困難	会話	日常生活動作	チアノーゼ	意識状態	参考とするPEF値（%）
A	高度（大発作）	苦しくて動けない	困難	不能	あり	意識障害失禁・正常	測定不能
B	中等度（中発作）	苦しくて横になれない	やや困難	困難	なし	正常	50%以下
C	軽度（小発作）	苦しいが横になれる	ほぼ普通	やや困難	なし	正常	50〜70%
D	喘鳴（D1）	ゼーゼー／ヒューヒュー	普通	ほぼ普通	なし	正常	70%以上
	胸苦しい（D2）	急ぐと苦しい走ると苦しい		普通			
N	症状なし	急いでも苦しくない	普通	正常	なし	正常	80%以上

表5 重症度の判定

頻度＼喘息症状の程度	A 高度	B 中等度	C 軽度	D 喘鳴（D1）/胸苦しい（D2）
①1週間に5〜7日	重症	重症	中等症1	中等症2
②1週間に3〜4日	重症	中等症1	中等症2	軽症
③1週間に1〜2日	重症	中等症1	軽症	軽症

重症度

- 重症度は「発作好発期間における任意の4週間の状態」により「過去1年間」の重症度として判定する．
- 喘息症状の程度と症状の頻度との組み合わせで判定する（表5）．

≫ 次の場合は重症

❶ 1回でも意識障害を伴うような発作があった場合．
❷ プレドニゾロン1日10mg相当以上の連用を必要とする場合．
❸ プレドニゾロン1日5mg相当以上と吸入ステロイド薬1日600μg以上の連用を必要とする場合．

次の場合は症状の頻度にかかわらず中等症以上

①副腎皮質ステロイド薬（ステロイド）を経口または注射で必要とする場合.
②吸入ステロイド薬で1日400μg以上の連用を必要とする場合.

次の場合は軽症

- 気管支喘息拡張薬のみでコントロールできる場合.

PEF値（peak expiratory flow値）

努力性最大呼気流量は太い気管の閉塞の程度の指標となる．ピークフローメーターによるPEF値は1秒量とよく相関し，日常の喘息の状態を把握するのに有用である．健常者では日内変動率は10％内外であり，20％以上変動する場合や基準値や自己最高値の80％以下の場合は気道過敏性の上昇や気道の収縮を意味している.

❶ グリーンゾーン（安全域）：基準値や自己最高値の80％以上
❷ イエローゾーン（注意域）：基準値や自己最高値の80％以下
❸ レッドゾーン（危険域）：基準値や自己最高値の50％以下

準備すべきもの

❶ 吸入治療薬（患者持参）
❷ ボスミン®
❸ ネオフィリン®
❹ デカドロン®
❺ 酸素吸入装置
❻ パルスオキシメーター
❼ ピークフローメーター
❽ スキャンドネスト®（エピネフリン，防腐剤無添加局麻薬）

歯科治療において留意すべき事項

喘息の既往があるがコントロールされている場合

過去1年以内に発作がない

❶ 過去に発現した発作の程度を把握しておき，歯科治療中に発作が起こった際に対応できるようにしておく.

❷ 通常通り歯科治療を行うが，アトピー型やアスピリン喘息ではアレルゲンとの接触を避けるよう十分に注意する．
❸ 局所麻酔薬（表2）は防腐剤や安定剤無添加のスキャンドネスト®の使用が望ましい．
❹ 発作時にテオドール®（テオフィリン）を使用している患者には，マクロライド系，ニューキノロン系抗菌薬の使用は避ける．
❺ 鎮痛剤としては，ソランタール®（チアラミド）などの塩基性NSAIDs，カロナール®（アセトアミノフェン）を用いるが，絶対に安全とは言えないので注意が必要である．
❻ 歯科治療中発作を起こした場合には表6に従って対応する．

軽症の場合

》喘鳴・息苦しい程度の呼吸苦で，1週間に3〜4回以下の発作がある場合

❶ 通常通り歯科治療を行うが，アトピー型やアスピリン喘息ではアレルゲンとの接触を避けるよう十分に注意する．
❷ 局所麻酔薬は防腐剤や安定剤無添加のスキャンドネスト®の使用が望ましい．
❸ 発作時にテオドール®（テオフィリン）を使用している患者には，マクロライド系，ニューキノロン系抗菌剤の使用は避ける．
❹ 鎮痛剤としては，ソランタール®（チアラミド）などの塩基性NSAIDs，カロナール®（アセトアミノフェン）を用いるが，絶対に安全とは言えないので注意が必要である．
❺ ピークフローメーターを使用している場合には，患者の自己最高値を把握しておく（表4）．自己最高値の80％以下の時はその日の治療は控える．
❻ 歯科治療中発作を起こした場合には表6に従って対応する．重症と判断された時には迷わず専門病院へ救急搬送する．

中等症・重症の場合

- 発作時に苦しくて横臥できない呼吸困難を伴う場合を基準に判断する．
- 病院歯科に紹介するのが望ましい．

表6　歯科治療中喘息発作を起こした場合の対応（成人）

Ⅰ．通常の発作の場合
❶ ただちに歯科治療を中止し，呼吸のしやすい体位をとらせる．
❷ 携帯用吸入薬を1回1～2吸入させる．最初の1時間は20分ごとに，その後は1時間ごとに吸入させる．
❸ 発作が治まらなければ，専門医に救急受診するよう指示する．

Ⅱ．急激に横臥できないほどの呼吸困難やチアノーゼを認めた場合には，応急処置を行う
❶ ボスミン®（エピネフリン0.1％）0.2～0.5 mLを皮下注する．
❷ ネオフィリン®（アミノフィリン）250 mgを250 mLの輸液剤に溶解し，点滴静注する．最初の半分を15分程度，残りの半分を45分程度かけて投与するのが安全とされている．
❸ ソル・コーテフ®（ヒドロコルチゾン）200 mgを静注する．
❹ 酸素吸入（呼吸困難が強い場合やSpO$_2$が95％未満の場合に行う）．
❺ ①～④を行いながら，専門病院へ救急搬送する．

専門医からのメッセージ

- 吸入治療薬による口腔内合併症を発見された際には，内科の主治医にも連絡する．
- 歯科治療中に苦しくて横になれない程の発作を起こした場合には，応急処置を行いながら，ただちに専門病院へ救急搬送する．

Column 2　局所麻酔薬アレルギーについて

　アミド型局所麻酔薬が臨床応用されるようになって以来，局所麻酔薬によるアレルギー反応は劇的に減少し，1％以下とされている．エステル型局所麻酔薬では高頻度にアレルギー反応が発現するが，通常歯科用局所麻酔薬として使用されることはない．ただし，表面麻酔薬として使用される**ベンゾカインやテトラカインはエステル型であり，使用に際しては注意**を要する．
　また，抗酸化剤や防腐剤が添加されている場合もあり，これらは抗原性を有し，アレルギー発現の原因となっている場合がある．

2 慢性閉塞性肺疾患（COPD）患者

ここがポイント

❶ 問診により慢性閉塞性肺疾患（COPD）を把握するとともに，その重症度や合併症について詳しく知ることが大切である．

● 問診のポイント
- 来院時の体調は普段に比べてどうか
- どのようなときに息切れを感じるか
- 咳や痰は多いか．痰は自力で排出可能か
- 生活支障度はどの程度か
- 嚥下障害はみられるか
- 普段のSpO$_2$の値はどの程度か
- 在宅酸素療法を行っているか．その時の酸素流量はどの程度か
- 合併症（特に心不全）の有無とその程度はどれほどか

❷ 内科主治医に対診し，現在の状態，重症度，合併症，治療などについて把握する．心不全や気管支喘息の合併には特に注意を払う．

❸ 重症度判定（表7～8）を行い，自院で歯科治療が可能かどうか，また，どの程度の処置ができるかを判断する．臨床症状や治療内容からある程度重症度の判定は可能であるが，正確な*GOLD分類は内科主治医に照会し確認する必要がある．

❹ GOLD分類でStage Ⅰ（軽症），Stage Ⅱ（中等症）で，咳・痰が少なく体調が良ければ通常の歯科治療は可能である．Stage Ⅲ（重症），Stage Ⅳ（最重症）の患者においては，応急処置にとどめ積極的治療は控える．病院歯科に紹介するのが望ましい．

❺ 歯科治療は，患者が最も楽であると申告した体位で行うのが望ましい．通常は背板を45°倒したファーラー位（半座位）がよいとされている．

❻ 歯科治療はパルスオキシメーターでSpO₂をモニターしながら行う．普段のSpO₂の値を把握していることが重要で，酸素の投与が必要となった場合でも，*CO₂ナルコーシスを予防するため過剰投与にならないよう注意が必要である．
❼ 吸入薬などを使用している患者においては，来院時に必ず持参するよう指示し，歯科治療中に咳発作が出現した場合に使用する．
❽ 急性増悪期の歯科治療はできるだけ避ける．
❾ **急性増悪や死亡の主因は2次感染**である．日ごろから口腔ケアの重要性を患者に認識させるとともに，歯科治療時にも最大の注意を払う．

表7 慢性閉塞性肺疾患（COPD）の重症度分類（気管支拡張薬吸入後のFEV1値に基づく）（GOLD分類）

重症度		スパイロメトリーによる判定基準	
Stage Ⅰ	軽　症	注1 FEV1％＜70％	注2 ％FEV1≧80％
Stage Ⅱ	中等症	FEV1％＜70％	50％≦％FEV1＜80％
Stage Ⅲ	重　症	FEV1％＜70％	30％≦％FEV1＜50％
Stage Ⅳ	最重症	FEV1％＜70％	30％＞％FEV1 または 50％＞％FEV1＋慢性呼吸不全

注1 FEV1％（1秒率）＝FEV1（1秒量）/FVC（努力性肺活量）
注2 FEV1（予測1秒量比）＝患者FEV1（患者FEV1）/予測FEV1（健常者の平均FEV1）

表8 慢性閉塞性肺疾患（COPD）の重症度とその治療・管理

▶ Stage Ⅰ：①必要に応じ短時間作用型気管支拡張剤を使用
▶ Stage Ⅱ：①＋②呼吸リハビリテーション，長時間作用型気管支拡張剤使用
▶ Stage Ⅲ：①＋②＋③吸入ステロイド薬（増悪を繰り返す場合）
▶ Stage Ⅳ：①＋②＋③＋④慢性呼吸不全に長期酸素療法，外科的療法

---

*GOLD
GOLDとは，Global Initiative for Chronic Obstructive Lung Diseaseの略称で，世界保健機関（WHO）と米国国立心肺血液研究所（NHLBI）の協力の下に作成された，慢性閉塞性肺疾患（COPD）の国際ガイドラインである．

慢性閉塞性肺疾患（COPD）の定義

　GOLDの定義では，COPDとは有害なガスや粒子による肺の異常な炎症反応であり，完全に可逆性でない気流制限を伴う進行性の疾患をいう．気管支炎を主体とする気道病変と肺胞破壊により気流制限が生じると考えられており，原因となる有害な粒子およびガスとは主に喫煙を指している．おもな症状は咳，痰，息切れである．慢性気管支炎や肺気腫が含まれる．

準備すべきもの

❶ パルスオキシメーター　　　　　❷ 酸素投与装置

歯科治療で留意すべき事項

GOLD重症度分類 Stage Ⅰ・Ⅱの患者

■安静時には息切れの症状なく，合併症もほとんどみられない．治療としては，呼吸リハビリや気管支拡張剤を使用している．
- ほぼ通常の歯科治療が可能であると思われる．
- 咳や喀痰の少ない体調の良い時を選んで歯科治療を行う．治療中に咳発作がみられた時には，治療を中断しファーラ一体位とし喀痰の排泄を促す．咳が治まらなければ患者持参の吸入薬（気管支拡張剤）を用いる．

＊CO_2ナルコーシス
　高炭酸ガス血症により，意識障害など中枢神経症状を伴う病態をCO_2ナルコーシスという．高炭酸血症になると，CO_2の血管拡張作用により頭痛を引き起こすとともに，中枢神経抑制をきたす．同時に，呼吸中枢も抑制されるのでますますCO_2が蓄積するという悪循環に陥る．
　原因は多種多様であるが，基礎疾患としてCOPD，気管支喘息など肺に器質的疾患がある場合が多い．臨床上最も注意しなければならない点は，慢性の呼吸不全に対し高濃度のO_2を投与するとCO_2ナルコーシスを引き起こすことがあることである．慢性呼吸不全では高濃度CO_2に順応しており，呼吸中枢を刺激しているのはO_2不足（低PaO_2）のみである．この状況で高濃度のO_2を投与すると呼吸中枢が著明に抑制されてしまう．

GOLD重症度分類Stage Ⅲの患者

■息切れがひどく，増悪を繰り返し日常生活に支障がある．治療としては，増悪期には吸入ステロイド剤も使用している．

- 歯科治療を行う場合には，咳や喀痰の少ない体調のよい時を選んで行う．必ずパルスオキシメーターでSpO_2をモニターし，酸素投与ができるよう準備しておく．SpO_2が90%以下になれば治療を中断し，酸素投与を開始する．CO_2ナルコーシスに注意する．
- 治療中に咳発作がみられた時には，治療を中断しファーラー体位とし喀痰の排泄を促す．咳が治まらなければ患者持参の吸入薬（気管支拡張剤・ステロイド剤）を用いる．
- 観血処置などストレスを伴う処置については，病院歯科に依頼するのが望ましい．

GOLD重症度分類Stage Ⅳの患者

■慢性呼吸不全の状態で，日常生活が不可能．長期酸素療法を行っている．

- 一般歯科に外来通院することはまれと思われるが，義歯の調整程度にとどめる．
- 基本的には，病院歯科に治療を依頼するのが望ましい．

専門医からのメッセージ

- COPD患者にとって下気道感染症はときに致命的となるため，その予防となる口腔ケアは非常に重要となる．
- 患者自身が行うことができるよう，口腔ケア指導を行うことも肝要である．

3 過換気症候群患者

ここがポイント

❶ 歯科治療に伴うストレスで発作を誘発する可能性があるので，問診により詳細を把握する．必要ならば，精神科医あるいは心療内科医に対診し，自律訓練法の会得，抗不安薬の投与を依頼する．

● 問診のポイント
  ▶ どのような状況で発作が起こるか
  ▶ 発作の頻度および直近の発作時期
  ▶ 発作時にどのような対応をしているか

❷ 歯科治療に対する不安，ストレスを最大限除去するよう努める．

過換気症候群の症状

　過換気は心因反応のひとつで，不安による交感神経の興奮とアルカローシスにより，呼吸困難，動悸，頻脈，しびれ感，テタニー様痙攣，頭痛，めまい，振戦，悪心・腹痛などの症状が出現する．

準備すべきもの

❶ パルスオキシメーター　　❷ 抗不安薬

歯科治療で留意すべき事項

過換気発作を惹起する可能性が大きい場合

- 歯科治療の内容を十分説明し，不安を可能な限りとりのぞく．抗不安薬を自院で処方する場合には，「おもな抗不安薬の種類（p.175）」を参考に前日より服用させる．
- 治療当日は余裕をもって対応できるようアポイントをとる．
- 治療は短時間で終了できる簡単な処置から開始する．

歯科治療中に過換気発作を起こした場合

- 患者に状況をよく説明し，心配する病態でないことを納得させたうえで，息ごらえやゆっくり腹式呼吸することを指示して過呼吸をやめるよう誘導する．
- すでに酸素投与を行っていても中止する必要はなく，むしろ低流量の酸素を投与しながら次のステップに進む．
- 呼気の再吸入処置を行う．患者は呼吸困難や窒息への恐怖を抱いているので，いきなり袋で口と鼻を覆う行為はパニックを助長するばかりか，低酸素症を惹起する危険もある．必ずSpO_2をモニターしながら対応する．
- 症状が改善されなければ抗不安薬を投与する．
  〈投与例：セルシン® 5 mg 筋注，デパス® 1 mg 内服〉

専門医からのメッセージ

- 過換気をくり返す場合，心の問題がないか，心療内科や精神神経医に相談する．

■ **参考文献**

1）歯科医学大事典編集委員会：歯科医学大辞典　縮刷版．医歯薬出版，東京，1989．
2）気管支喘息重症度判定基準再検討委員会報告：アレルギー　43(1)：71-80，1994．
3）小谷順一郎，田中義弘：知りたいことがすぐわかる高齢者歯科医療．永末書店，京都，2008．
2）上田裕，須田英明ほか：有病者・高齢者歯科治療マニュアル．医歯薬出版，東京，1996．
5）長崎県保険医協会：病気を持った患者の歯科治療　改訂版．長崎保険医協会，長崎，2011．
6）西田桃代：有病高齢者歯科治療のガイドライン．クインテッセンス，東京，2002．
7）日本臨床65巻：657-663，2007．
8）吉本勝彦ほか：「歯界展望」別冊　歯科医師の為の医学ハンドブック．医歯薬出版，東京，2014．

第7章　肝機能障害患者

ここがポイント

❶ 問診により肝炎，特にウイルス性肝炎の既往について把握する．不明な点があれば内科主治医に照会し，肝機能障害（表1）の程度・感染性を把握する．

● 問診のポイント
- ▶ 肝疾患の既往，肝機能検査（表2）の異常の有無を確認
- ▶ 黄疸，手術歴，輸血歴，飲酒歴の確認
- ▶ 出血傾向の有無
- ▶ ウイルス性肝炎の場合はキャリアであるかどうかについて把握

❷ 重症の肝障害患者では，出血傾向を示す場合があるため，出血傾向の程度を把握する（表3）とともに，観血処置では止血困難に注意する．血小板数5万/μL以上であれば歯科的観血処置は問題なく行える．通常の抜歯程度であれば，2～3万/μLであっても可能であるが，局所止血処置を十分行う必要がある．ただし，肝機能障害患者では凝固機能低下がみられる場合もあり，総合的に判断することが大切である．

❸ 急性肝炎や慢性肝障害の活動期には歯科治療は応急処置にとどめる．

❹ 抗菌薬は胆汁排泄型のマクロライド系，テトラサイクリン系，リンコマイシン系の使用をできるだけ避ける．鎮痛剤はできる限り頓用で処方する．

❺ ウイルス性肝炎では他の患者や医療従事者に感染させないよう配慮する（スタンダード・プリコーション）．医療従事者に対するB型

> 肝炎の感染予防には，事前にHBs抗原，HBs抗体の有無を確認し，必要に応じてHBワクチンの接種を行う．接種後は抗体産生の有無を定期的にフォローしていく．

表1 肝機能障害の分類

- ウイルス性肝炎
- アルコール性肝障害
- 非アルコール性脂肪性肝炎（NASH）
- 薬物性肝障害（中毒性／アレルギー性）
- 自己免疫性肝疾患
- 肝硬変
- 肝細胞がん

表2 肝機能検査（基準値）

項　目	基準値	項　目	基準値
AST（GOT）	13〜33 IU/L	ZTT	0〜6 IU/L
ALT（GPT）	6〜27 IU/L	ビリルビン	0.2〜1.2 mg/dL
γ-GTP	6〜46 IU/L	アルブミン	3.8〜5.1 g/dL
LDH	100〜450 IU/L	ICG試験	15分値<10%
ChE	0.8〜1.1 △pH	HPT	70〜140%
TTT	2〜12 IU/L		

表3 肝機能障害における出血傾向把握のための検査所見（基準値）

	項　目	基準値
血小板数	血小板数	13〜37万/μL
凝固系	PT	10〜12 sec（70〜140%）
	PT-INR	0.8〜1.2
	APTT	25〜35 sec
線溶系	フィブリノーゲン	150〜350 mg/dL
	FDP（フィブリン分解産物）	2〜8 μg/mL

慢性肝炎について

　慢性肝炎とは，6カ月以上肝臓の炎症が持続している病態をいう．さまざまな病因からなるが，B型慢性肝炎（20％），C型慢性肝炎（75％）がその代表である．B型慢性肝炎は自然軽快例も多いが，症例によっては，肝硬変に移行する．C型慢性肝炎の自然治癒はきわめてまれであり，長い経過で徐々に進行し，肝硬変，肝がんに移行することも多い．近年，慢性C型肝炎に対し新規治療である直接型抗ウイルス薬があり，有効率は90％以上である．

血小板数と出血傾向

- 血小板10万/μL以下を血小板減少症と定義する（出血時間が延長する臨界血小板数）．止血限界値は0.5万/μLであるが，血小板減少の程度からのみで出血のリスクを予想することはできない．
- 通常のメジャー手術や侵襲的処置（内視鏡的生検，針生検，腰椎穿刺）では血小板数5万/μL以上を，また，中枢神経や眼科手術では，7〜10万/μL以上を必要とする．
- 止血処置が容易な骨髄生検や歯科的処置では原則輸血の必要はない．

歯科治療において留意すべき事項

急性肝炎

- おもに肝炎ウイルスの急性感染に起因する肝炎と考えられる．この時期に歯科医院に受診することはまずないと思われるが，応急処置にとどめるとともに，感染予防に十分注意する必要がある．
- 歯科疾患で処方した薬剤による薬物性肝障害（表4）が疑われたときには，ただちに投与を中止し，内科に紹介する．

慢性肝炎

- 通常通り歯科治療が可能であるが，重症度を把握すると同時に出血傾向の有無を確認する．

表4 DDW-J 2004薬物性肝障害ワークショップのスコアリング

	肝細胞障害型		胆汁うっ滞または混合型		スコア
	初回投与	再投与	初回投与	再投与	
1. 発症までの期間[1]					
a. 投与中の発症の場合					
投与開始からの日数	5〜90日	1〜15日	5〜90日	1〜90日	+2
	<5日, >90日	>15日	<5日, >90日	>90日	+1
b. 投与中止後の発症の場合					+1
投与中止後の日数	15日以内	15日以内	30日以内	30日以内	
	>15	>15	>30	>30	0
2. 経過	ALTのピーク値と正常上限との差		ALPのピーク値と正常上限との差		
投与中止後のデータ	8日以内に50%以上の減少		（該当なし）		+3
	30日以内に50%以上の減少		180日以内に50%以上の減少		+2
	（該当なし）		180日以内に50%未満の減少		+1
	不明または30日以内に50%未満の減少		不変, 上昇, 不明		0
	30日後も50%未満の減少か再上昇		（該当なし）		−2
投与続行および不明					0
3. 危険因子	肝細胞障害型		胆汁うっ滞または混合型		
	飲酒あり		飲酒または妊娠あり		+1
	飲酒なし		飲酒, 妊娠なし		0
4. 薬物以外の原因の有無[2]	カテゴリー1, 2がすべて除外				+2
	カテゴリー1で6項目すべて除外				+1
	カテゴリー1で4つか5つが除外				0
	カテゴリー1の除外が3つ以下				−2
	薬物以外の原因が濃厚				−3
5. 過去の肝障害の報告					
過去の報告あり, もしくは添付文章に記載あり					+1
なし					0
6. 好酸球増多（6%以上）					
あり					+1
なし					0
7. DLST（リンパ球幼若化試験）					
陽性					+2
擬陽性					+1
陰性および未施行					0

表4 続き

8. 偶然の再投与が行われた時の反応	肝細胞型	胆汁うっ滞または混合型	
単独再投与	ALT 倍増	ALP 倍増（T.Bil）倍増	+3
初回肝障害時の併用薬と共に再投与	ALT 倍増	ALP 倍増（T.Bil）倍増	+1
初回肝障害時と同じ条件で再投与	ALT 倍増するも正常域	ALP（T.Bil）倍増するも正常域	−2
偶然の再投与なし，または判断不能			0
		総スコア	

1）薬物投与前に発症した場合は「関係なし」，発症までの経過が不明の場合は「記載不十分」と判断して，スコアリングの対象としない．
　投与中の発症か，投与中止後の発症かにより，aまたはbどちらかのスコアを使用する．
2）カテゴリー1：HAV，HBV，HCV，胆道疾患（US），アルコール，ショック肝．　カテゴリー2：CMV，EBV．ウイルスはIgM HA抗体，HBs抗原，HCV抗体，IgM CMV抗体，IgM EB VCA抗体で判断する．
判定基準：総スコア2点以下：可能性が低い，3,4点：可能性あり，5点以上：可能性が高い．

表5　ウイルス性肝炎の感染性

血中ウイルス抗原・抗体の状態	感染性
HCV-RNA（＋）	＋
HCV抗体（＋）[注1]	＋
HBe抗原（＋）	＋＋＋
HBe抗体（＋）	＋
HBs抗原（＋）	＋＋
HBs抗体（＋）	−
HBc抗体（＋＋＋〜＋）[注2]	＋＋＋〜−
HBV-DNA（＋）	＋＋＋

[注1] HCV抗体は厳密には，（−）でも感染早期ではウイルスが存在する場合があり，（＋）でもウイルスが存在しない場合がある．
[注2] IgM-HBc高抗体価：感染力強い．IgG-HBc低抗体価：感染性なし．

- 自覚症状を訴えることはほとんどないため，全身倦怠感や食欲不振を訴えたり，黄疸がみられる時には急性増悪を考える．歯科治療は応急処置にとどめ，内科を受診するよう勧める．観血的処置は肝機能の改善を待って行う．
- ウイルス性肝炎の場合は，その感染性を十分に把握し，感染予防につとめる（表5）．

表6 肝硬変のChild-Pugh分類

項目/分類	1点	2点	3点
ビリルビン (mg/dL)	2.0未満	2.0～3.0	3.0超
アルブミン (mg/dL)	3.5超	2.8～3.5	2.8未満
腹　水	なし	少量	中等量
脳　症	なし	軽度	ときどき昏睡
PT (%)	70超	40～70	40未満

＊合計点で分類する．A：5～6点．B：7～9点．8～9点の場合は1年以内に死亡する症例が多い．C：10～15点．非代償性肝硬変．予後はおよそ6カ月．

- 自己免疫性肝炎ではステロイド治療を受けている場合があり注意を要する（参照 ステロイド剤使用患者の項 p.33～）

肝硬変

- 主治医に照会し，Child-Pughの分類（表6）に必要な項目を把握し，肝硬変の重症度分類を行う．推定される予後との関連において，歯科治療の方針を決定する．Child-Pugh分類B，Cの患者については病院歯科に紹介するのが望ましい．
- 食道動脈瘤破裂や上部消化管出血の危険があり，また，肝血流量を減少させないよう歯科治療はでき得る限りストレスを与えないよう配慮して行う．血圧のチェックも忘れないこと．
- 観血処置の目安は，血小板数5万/μL以上，PT-INR 2.6以下とするが，APTTの値なども参考に総合的に判断する．
- 局所麻酔薬の使用制限はないが，肝での分解が遅延するので，できるだけ少量にとどめる．
- 抗菌薬の選択においては，胆汁排泄型は避け，ペニシリン系やセフェム系抗菌薬を使用する．免疫機能不全や創傷治癒不全もみられるので，二次感染に十分注意しながら必要量を用いる．
- 鎮痛剤は必要最小量を使用し，消化管出血をきたさないよう配慮する．必ず健胃消化剤・消化性潰瘍剤と併用投与する．

肝細胞がん

- 多くは肝硬変を経て肝細胞がんに移行するので，肝硬変に準じて歯科治療を進める．

専門医からのメッセージ

- 肝疾患が疑われる場合は，主治医に照会するか，採血を行い肝機能障害の程度や凝固能について治療前に確認する．
- 肝硬変進展例では，易感染性や出血傾向があり，抜歯時の感染や出血には十分に留意する．
- ウイルス性肝炎（B型肝炎，C型肝炎）の既往があり，治療歴が不明で定期受診していない患者には，スタンダード・プリコーションを徹底し，専門医への受診を指示する．

■ 参考文献
1) 血栓止血誌 20：495-497，2009．
2) 福井次矢，黒川清 監訳：ハリソン内科書第3版．メディカル・サイエンス・インターナショナル，東京，2009．
3) 小谷順一郎，田中義弘：知りたいことがすぐわかる高齢者歯科医療．永末書店，京都，2008．
4) 上田裕，須田英明ほか：有病者・高齢者歯科治療マニュアル．医歯薬出版，東京，1996．
5) 長崎県保険医協会：病気を持った患者の歯科治療 改訂版．長崎保険医協会，長崎，2011．
6) 西田桃代：有病高齢者歯科治療のガイドライン．クインテッセンス，東京，2002．
7) 金井正光 監修：臨床検査法提要 改訂第30版．金原出版株式，東京，1993．
8) 肝臓 46：142-148，2005．

第8章 腎機能障害患者

ここがポイント

❶ 腎障害の程度（表1）を十分把握することが大切で，内科主治医に必ず照会する．血清クレアチニン値（クレアチニン・クリアランス），BUN，尿酸値，血清電解質，総蛋白，総コレステロール，RBC，Hb，Ht，血小板数，PT，APTT，尿蛋白などの値について確認する（表2）．クレアチニン・クリアランス値が不明のときは，血清クレアチニン値から推定値を算出する（表3）．

● 問診のポイント
  ▶ 腎障害の程度を把握
  ▶ 合併症の有無，程度の把握
  ▶ 人工透析の有無，期間，シャント部位の確認

❷ 種々の合併症を有していることが多く，その把握が大切である．高血圧症，肺水腫，心不全，貧血，出血傾向，免疫機能低下，骨粗鬆症，高脂血症，神経症状（理解力低下，不眠，振戦，痙攣など），消化器症状（口臭，食欲不振，悪心，消化管潰瘍など）．

❸ 免疫能の低下により，易感染性であることに留意する必要がある．ステロイド剤，免疫抑制剤を服用している場合もあり注意を要する（参照 ステロイド剤使用患者の項p.33〜）．

❹ 血小板の減少・機能異常，高血圧，ヘパリンの使用など止血が比較的困難であることを認識すべきである．抗凝固剤，抗血小板剤を服用していることもあるので注意を要する．局所止血処置を十分に行う（参照 抗凝固剤，抗血小板剤使用患者の項p.28〜）．

❺ 処方の調節が必要である．特に，人工透析に至らない腎機能障害患者においては，**歯科からの投薬で腎機能をさらに増悪させないよう細心の注意**が必要である．抗菌薬は胆汁排泄型のものを，鎮痛剤は腎毒性の低いものを処方する．消化管粘膜も脆弱であるので，注意が必要である．投与量は腎障害の程度に応じて調節する．一般に，クレアチニン・クリアランスが50 mL/min以下では減量が必要な薬剤が多い（表4）．

❻ **透析患者ではシャントの閉塞をきたさないよう，シャント側の腕での採血は行わない．また，血圧測定のためのマンシェットを巻くべきではない．**

❼ 長期透析患者で合併症（特に出血傾向）が進行している患者では，病院歯科に紹介するのが望ましい．

表1 腎機能障害の程度（日本腎臓学会）

腎機能分類	クレアチニン・クリアランス（mL/min）
腎機能正常	91以上
腎機能軽度低下	71～90
腎機能中程度低下	51～70
腎機能高度低下	31～50
腎不全期	11～30
尿毒症期	10以下～透析前

表2 腎疾患に関連する検査

検査の種類	項目	基準値
尿検査	蛋白	(-)
	尿量	1,000～1,500 mL/日（400 mL以下乏尿，100 mL以下無尿）
	比重	1.01～1.03
	pH	5.0～8.0
血液検査	BUN	8～20 mg/dL
	クレアチニン	男性0.6～1.2　女性0.4～1.0 mg/dL
	eGFR（推算糸球体濾過量）	90 mL/min/1.73 m^2
	尿酸	男性3.5～7.0　女性2.4～5.8 mg/dL
	総蛋白	6.5～8.2 g/dL
	アルブミン	4.0～5.2 g/dL
	総コレステロール	130～230 mg/dL
	Na	135～147 mEq/L
	K	3.6～5.0 mEq/L
	Ca	8～11 mg/dL
	P	2.5～4.5 mg/dL
	RBC	男性410～530　女性380～480×10^4/mm^3
	Hb	男性14～18　女性12～16 g/dL
	Ht	男性40～48%　女性38～42%

（基準値は施設により多少異なる）

表3 クレアチニン・クリアランスの推定

▶安田の推定式
・男性（176-年齢）×体重/100×血清クレアチニン値
・女性（158-年齢）×体重/100×血清クレアチニン値
▶Cockcroft and Gaultの推定式
・男性（140-年齢）×体重/72×血清クレアチニン値（mg/dL）
・女性（140-年齢）×体重×0.85/72×血清クレアチニン値（mg/dL）

表4 腎機能低下時の薬剤投与量（日本腎臓学会編：CKD診療ガイド2012より抜粋，一部改変）

種類	薬剤名 商品名	薬剤名 一般名	クレアチニン・クリアランス（mL/min）>50	クレアチニン・クリアランス 10〜50	クレアチニン・クリアランス <10	HD（透析）	透析性
抗菌薬（内服）	サワシリン® パセトシン®	アモキシシリン水和物	1回250 mg 6〜8 h毎	1回250 mg 8〜12 h毎	1回250 mg 24 h毎	250 mg分1 HD後	○
	フロモックス®	セフカペンピボキシル塩酸塩水和物	300〜450 mg 分3	200 mg 分2	100〜200 mg 分1〜2	100 mg分1 HD後	○
	メイアクトMS®	セフジトレンピボキシル	300〜600 mg	200〜300 mg 分2〜3	100〜200 mg 分1〜2	100〜200 mg 分1〜2	×
	セフゾン®	セフジニル	300〜600 mg 分3	200〜300 mg 分2〜3	100〜200 mg 分1〜2	100〜200 mg 分1〜2	○
	ジスロマック®	アジスロマイシン水和物	500 mg 分1	腎機能正常者と同じ	腎機能正常者と同じ	腎機能正常者と同じ	×
	クラリス®	クラリスロマイシン	400 mg 分2	1回200 mg 分1〜2	200 mg分1	200 mg分1	?
	ミノマイシン®	ミノサイクル塩酸塩	1回100 mg 分1〜2	腎機能正常者と同じ	腎機能正常者と同じ	腎機能正常者と同じ	×
	クラビット®	レボフロキサシン水和物	500 mg 分1	Ccr20〜50 初日500 mg分1 2日目以降250 mg分1 Ccr<20 初日500 mg分1 3日目以降250 mgを2日に1回			△
	ホスミシン®	ホスホマイシン	2〜3 g分3〜4	2 g分4	1 g分2	0.5 g分1	○
抗菌薬（注射）	硫酸アミカシン®	アミカシン硫酸塩	1回300 mg 24 h毎	腎毒性あり要注意	腎毒性あり要注意	1回225 mg 毎HD後	○
	ビクシリン®S	アンピシリン＋クロキサシリン	1.5〜4 g 分2〜4	1 g 6〜12 h毎	1 g 12〜24 h毎	1 g 12〜24 h毎 HD日はHD後	○
	ユナシン®S	スルバクタムナトリウム＋アンピシリンナトリウム	6 g 分2	1.5〜3 g 分2	1.5〜3 g 分1	1.5〜3 g HD日はHD後	○
	ペントシリン®	ピペラシリン	2〜4 g 分2〜4	2〜4 g 分2〜4	1〜2 g 分1〜2	1〜2 g分1〜2. HD日はHD後	○
	マキシピーム®	セフェピム塩酸塩	1〜4 g 分2	1 g 分2	0.5 g 分1	0.5 g分1 HD日はHD後	○
	ファーストシン®	セフォゾプラン塩酸塩	1〜4 g 分2〜4	0.75〜1 g 分1〜2	0.5 g分1	0.5 g分1 HD日はHD後	○
	パンスポリン®	セフォチアム塩酸塩	0.5〜4 g 分2〜4	1〜2 g 分2	0.5〜1 g 分1	0.5〜1 g分1 HD日はHD後	○
	モダシン®	セフタジジム水和物	1〜4 g 分2〜4	1〜2 g 分2	1 g 24〜48 h毎	1回1 g 週3回毎 HD前	○
	ロセフィン®	セフトリアキソンナトリウム	1〜2 g 分1〜2	1〜2 g 分1〜2	1〜2 g 分1	1〜2 g分1	×

第8章　腎機能障害患者

抗菌薬（注射）	フルマリン®	フロモキセフナトリウム	1～4 g 分2～4	1 g 分2	0.5 g 分1	0.5 g 分1 HD日はHD後		○
	シオマリン®	ラタモキセフナトリウム	1～4 g 分2	2 g 分2	1 g 分1	1 g 分1 HD日はHD後		○
	チエナム®	イミペネム・シラスタチンナトリウム	1～2 g 分2	0.25～0.5 g 分2	0.25 g 分1			○
	メロペン®	メロペネム	0.5～3 g 分2～3	1回0.25～0.5 g 12 h毎	1回0.25～0.5 g 24 h毎	1回0.25～0.5 g 24 h		○
鎮痛剤	ソセゴン®ペンタジン®	ペンタゾシン	1回25～50 mg 3～5 h毎	腎機能正常者と同じ	腎機能正常者と同じ	腎機能正常者と同じ		×
	カロナール®	アセトアミノフェン	1回400 mgを目安に適宜増減・最大4 g/日	減量の必要なし[注1]	減量の必要なし[注1]	減量の必要なし[注1]	20～50%	
	ボルタレン®	ジクロフェナク	25～100 mg 分1～4	使用禁忌	使用禁忌	減量の必要なし		×
	ロルカム®	ロルノキシカム	12～18 mg 分3	使用禁忌	使用禁忌	減量の必要なし		×
	ロキソニン®	ロキソプロフェン	60～180 mg 分1～3	使用禁忌	使用禁忌	減量の必要なし		×
	トラムセット®	トラマドール塩酸塩＋アセトアミノフェン	1回2錠 1日8錠まで	腎機能正常者の50%まで	腎機能正常者の50%まで	腎機能正常者の最大量25%まで		×
健胃消化剤	ムコスタ®	レバミピド	300 mg 分3	減量の必要なし	減量の必要なし	減量の必要なし		×
	ガスモチン®	モサプリドクエン酸塩	15 mg 分3	減量の必要なし	減量の必要なし	減量の必要なし		×
	アシノン®	ニザチジン	150～300 mg 分1～2	150 mg 分1	75 mg 分1	75 mg 分1 150 mg 週3回 HD後		○
	タケプロン®	ランソプラゾール	15～30 mg 分1	減量の必要なし	減量の必要なし	減量の必要なし		×

[注1] 安全性が高いが，できるだけ短期間少量での投与が望ましい．

※透析性とは血液透析により体外に排出されるかどうかを意味する（○：透過性あり／×：透過性なし）．

準備すべきもの

❶ 局所止血材
❷ 止血床
❸ 縫合セット
❹ 血圧計
❺ 聴診器

歯科治療において留意すべき事項

腎機能障害があるが，透析に至らない患者

クレアチニン・クリアランス90 mL/min以下の場合あらかじめ内科主治医に照会し，腎機能障害の程度を把握し対処する．特に，投薬は慎重に対応する必要があり，クレアチニン・クリアランスが50 mL/min以下では減量しなければならない薬剤が多い（表4）．

通常の歯科治療

- 患者の体調が悪くなければ，通常通り行う．

歯科外科処置（簡単な抜歯など）

❶ あらかじめ内科主治医に照会し，病態の把握，投薬内容や血液検査の結果の確認などを行う．高血圧，貧血，消化性潰瘍，血小板数，PT，APTT値のチェックなど
❷ 血圧測定を行い，高血圧の有無をチェックする．
❸ 局所止血処置を十分に行う．
- サージセル®，カルトスタット®，アビテン®などの止血材を挿入する．
- 縫合し，創を寄せる．
❹ 抗菌薬は，胆汁排泄で透析性もないので調節の必要がないマクロライド系を処方する．ただし，クラリス®は調節の必要があるので留意する．アミノグリコシド系は腎毒性が強いので使用禁忌である．

〈処方例〉
- ジスロマック®：500 mg/日，分1，3日分
- ジスロマック®SR：2 g/日，分1，1日分　など

〈マクロライド系にアレルギーがある場合〉
- サワシリン®：250〜1,000 mg/日，分1〜4，5日分
- ビクシリン®：250〜1,000 mg/日，分1〜4，5日分
 （腎障害の程度に応じて投与量を調節する必要がある／表4）
❺ 鎮痛剤は腎毒性の比較的弱いものを選択し，できるかぎり頓用で処方する．
- カロナール®5 mg/kg程度の投与量であれば，減量の必要はない．
- 疼痛が強い場合には，ソセゴン®（ペンタゾシン）錠25〜50 mgを頓用で処方

する．
- NSAIDsは使用しない方がよい．

❻ 健胃消化剤・消化性潰瘍用剤については，
- ムコスタ®，セルベックス®，ガスロンN®，ガスモチン®，PPIは減量の必要がない．
- H2ブロッカー，アルミニウム含有消化器用薬（コランチル®，マーロックス®，アルサルミン®）は使用しない．
- プロマック®（亜鉛含有）は血清亜鉛値を定期的にモニタリングして用いる．

口腔外科手術（埋伏歯抜去，歯根端切除術，膿瘍切開など）

❶ あらかじめ内科主治医に照会し，病態の把握，血液検査の結果の確認などを行う．腎機能が高度に低下している場合や出血傾向が強い場合には病院歯科に紹介するのが望ましい．
❷ 血圧測定を行い，高血圧の有無をチェックする．
❸ 易感染性であるので抗菌薬の予防投与を行う．
- 処置の3日前より，クラリス®200〜400 mg/日など
❹ 局所止血処置を十分に行う．
- サージセル®，カルトスタット®，アビテン®などの止血材やコラーゲン（テルダーミス®）などを挿入し，デッドスペースをつくらない．
- 縫合し，創を寄せる．場合によっては，あらかじめ止血床を作成し，術後に装着する．
❺ 抗菌薬は，胆汁排泄で透析性もないので調節の必要がないマクロライド系を処方する．アミノグリコシド系は腎毒性が強いので使用禁忌である．

〈処方例〉
- クラリス®：200〜400 mg/日，分1〜2，7日分
- ジスロマック®：500 mg/日，分1，3日分
- ジスロマック®SR：2 g/日，分1，1日分　など

〈マクロライド系にアレルギーがある場合〉
- サワシリン®：250〜1000 mg/日，分2，7日分
- ビクシリン®：250〜1000 mg/日，分2，7日分
（腎障害の程度に応じて投与量を調節する必要がある／表4）
❻ 鎮痛剤は腎毒性の比較的弱いものを選択し，できるかぎり頓用で処方する．

- カロナール®5 mg/kg程度の投与量であればで,減量の必要はない.
- 疼痛が強い場合には,ソセゴン®(ペンタゾシン)錠25〜50 mgを屯用で処方する.
- NSAIDsは使用しない方がよい.

❼ 健胃消化剤・消化性潰瘍用剤については
- ムコスタ®,セルベックス®,ガスロンN®,ガスモチン®,PPIは減量の必要がない.
- H2ブロッカー(減量の必要がある),アルミニウム含有消化器用薬(コランチル®,マーロックス®,アルサルミン®)は使用しない.
- プロマック®(亜鉛含有)は血清亜鉛値を定期的にモニタリングして用いる.

透析患者

- あらかじめ内科主治医に照会し,合併症について事前に十分把握したうえで対処する.高血圧症,心不全,虚血性心疾患,貧血,出血傾向,免疫機能低下,消化管潰瘍など)
- 治療のアポイントは透析の翌日が望ましい.

通常の歯科治療

- 患者の体調が悪くなければ,通常通り行うが,合併症について十分に把握し,対処する必要がある.

歯科外科処置(簡単な抜歯など)

❶ 透析日翌日に計画する.
❷ 血圧測定を行い,高血圧の有無をチェックする.
❸ 易感染性であるので抗菌薬の予防投与を行う.
- 処置の3日前より,クラリス®200〜400 mg/日など.

❹ 局所止血処置を十分に行う.
- サージセル®,カルトスタット®,アビテン®などの止血材やコラーゲン(テルプラグ®,テルダーミス®)などを挿入し,デッドスペースをつくらない.
- 縫合し,創を寄せる.場合によっては,あらかじめ止血床を作成し,術後に装着する.

❺ 抗菌薬はマクロライド系(胆汁排泄で,透析性もない)を使用する.アミノ

グリコシド系は腎毒性が強いので使用禁忌．

〈処方例〉
- クラリス®：200 mg/日，分1，5日分
- ジスロマック®：500 mg/日，分1，3日分
- ジスロマック®SR：2 g/日，分1，1日分　など

〈マクロライド系にアレルギーがある場合〉
- サワシリン®：250 mg/日，分1，5日分
- ビクシリン®：250 mg/日，分1，5日分

❻ 鎮痛剤はできるだけ頓用で処方する．尿がほとんど出ていない患者では，*NSAIDsの使用も可能である．
- ロキソニン®（60 mg）1錠　頓用
- ボルタレン®（25 mg）1錠　頓用　など
（基本的にはロルカム®，ロキソニン®，ボルタレン®，ナイキサン®，ハイペン®，バファリン®などは減量の必要はないとされている）
- カロナール®5 mg/kg程度の投与量であればで，減量の必要はない．

❼ 健胃消化剤・消化性潰瘍用剤については，
- ムコスタ®，セルベックス®，ガスロンN®，ガスモチン®，PPIは減量の必要がない．
- H2ブロッカー，アルミニウム含有消化器用薬（コランチル®，マーロックス®，アルサルミン®）は使用しない．ムコスタ®は血中濃度が上昇する可能性がある．
- プロマック®（亜鉛含有）は血清亜鉛値を定期的にモニタリングして用いる．

口腔外科手術（埋伏歯抜去，歯根端切除術，膿瘍切開など）

- 長期透析患者で出血傾向が強い場合には病院歯科に紹介するのが望ましい．
- やむなく自院で行う場合は，上記歯科外科処置と同様の要領で対処するが，特に局所止血処置を十分に行う．

---

*NSAIDsの使用
腎機能がすでに廃絶している透析患者では，腎保護を考慮する必要がないのでNSAIDsが使用可能である．ただし，尿が出ている透析患者ではNSAIDs使用により尿量低下の可能性がある．

専門医からのメッセージ

- 透析の有無により対応が異なるため，不明な場合は本人あるいは内科主治医に連絡する．
- 透析の患者ではヘパリンを治療で日常的に使用するが，出血時には出血しにくい薬剤で透析治療を行うことが可能であるため主治医に相談する．

■ 参考文献
1) 岸本武利 監：改訂版 透析患者への投薬ガイドブック 透析と薬物療法—投与設計へのアプローチ．じほう，東京，2003．
2) 日本腎臓学会編：腎疾患の生活指導・食事療法ガイドライン．東京医学社，東京，1998．
3) 日本腎臓学会編：CKD診療ガイド2009．東京医学社，東京，2009．
4) 西田百代：有病高齢者歯科治療のガイドライン．クインテッセンス，東京，2002．

第9章　内分泌性疾患患者

1　甲状腺機能亢進症患者

ここがポイント

❶ 可能ならば甲状腺機能が正常化してから歯科治療を行う．内科主治医に対診し，FT4（遊離サイロキシン），FT3（遊離トリヨードサイロニン），TSH（甲状腺刺激ホルモン）値（表1）を把握するとともに，コントロール状態，服用薬剤，最近の血液検査の結果（特に白血球数，血小板数，貧血）などについて情報を得る．

● 問診のポイント
  ▶ コントロール状態を確認する（脈拍数，精神的不安定の有無，睡眠障害，体重減少 など）
  ▶ 服用薬剤をチェックする
  ▶ 服用薬剤による副作用の有無を把握する

❷ 精神的に不安定であるので，不安や緊張の緩和につとめ，歯科治療中の精神的・肉体的ストレスをできる限り小さくするようにする．
❸ エピネフリン添加の局所麻酔薬の使用はできるだけ避ける．
❹ *抗甲状腺剤（メルカゾール®など）服用患者では，副作用として骨髄障害（白血球減少，血小板減少，貧血など）がみられることがあるので注意が必要である．また，歯科で使用する薬剤の選択にも配慮が必要である．

❺ 抗菌薬としてはマクロライド系がよい．
❻ 鎮痛剤はできるだけ頓用で処方する．

甲状腺機能亢進症とは

　甲状腺ホルモンが過剰に分泌されるために生じる．おもな症状は精神不安定，発汗の増加，暑がり，動悸，頻脈，易疲労感，体重減少，食欲亢進，月経異常，下痢，微熱，不眠，手指の振戦など．

準備すべきもの

❶ シタネスト-オクタプレシン®，あるいはスキャンドネスト®
❷ マクロライド系抗菌薬（クラリス®，ジスロマック®）

表1　FT4, FT3, TSHの正常値

	正常値
FT4（遊離サイロキシン）	0.90～1.70 ng/dL
FT3（遊離トリヨードサイロニン）	2.30～4.30 pg/mL
TSH（甲状腺刺激ホルモン）	0.500～5.00 μIU/mL

> *抗甲状腺剤
> 　メルカゾール®（チアマゾール）は，甲状腺のペルオキシダーゼを阻害することにより，ヨウ素のサイログロビンへの結合を阻止し，さらにトリヨードサイロニン（T3），サイロキシン（T4）への縮合を阻害することによって甲状腺ホルモンの生成を阻害する．副作用として，無顆粒球症があり，投与開始2カ月以内にあらわれることが多いとされている．他に低プロトロンビン血症，第Ⅶ因子欠乏症，血小板減少症，再生不良性貧血，などがある．無顆粒球症により死亡に至った症例も報告されている．メルカゾール®服用患者では，歯科治療において感染予防と出血傾向に留意する必要がある．処方についても造血器にできるだけ影響しないよう配慮することが大切である．

歯科治療において留意すべき事項

》 甲状腺機能がコントロールされ正常化している場合（精神的に安定しており，脈拍数が60〜90/分）

- 通常通り歯科治療を行ってよいが，あらかじめ内科医に照会し，コントロールの状態を把握しておくことが望ましい．
- 血圧と脈拍をモニターする．
- エピネフリンの使用量はカートリッジ1本程度とする．
- 抗菌薬，消炎鎮痛剤は造血臓器への影響の少ないものを用いる．
- マクロライド系（クラリス®400 mg/日，ジスロマック®500 mg/日，ジスロマック®SR 2 g/日など）を使用する．
- 鎮痛剤はできるかぎり頓用で処方する．

》 甲状腺機能亢進状態である場合（精神的に不安定で，脈拍数が90/分以上）

通常の歯科治療

- 甲状腺機能のコントロールを優先し，その後に治療を開始する．内科医に照会し，コントロールの状態を確認する．
- 局所麻酔薬はシタネスト-オクタプレシン®，あるいはスキャンドネスト®を用い，表面麻酔を併用する．
- 血圧と脈拍をモニターする．
- 薬剤によるコントロール開始初期は，その副作用特に汎血球減少の有無について特に留意する．
- 抗菌薬，消炎鎮痛剤は造血臓器への影響の少ないものを用いる．
- マクロライド系（クラリス®400 mg/日，ジスロマック®500 mg/日，ジスロマック®SR 2 g/日など）を使用する．
- 鎮痛剤はできるだけ頓用で処方する．

緊急を要する歯科治療

- 可能ならば病院歯科に紹介する．
- 応急処置にとどめる．

- 前日よりインデラル® 30 mg分3（プロプラノロール塩酸塩）を投与し症状を抑える．
- 前日よりセルシン® 6 mg分3/日で投与しておく．
- 血圧と脈拍をモニターする．
- 局所麻酔薬はシタネスト-オクタプレシン®，あるいはスキャンドネスト®を用い，表面麻酔を併用する．
- 治療中血圧が180/110 mmHg以上になれば降圧する．ミオコール®スプレー（ニトログリセリン）を1回口腔内に噴霧し，経過をみて降圧が不十分ならば，さらに1回噴霧を追加する．

専門医からのメッセージ

- 治療後に高熱が出たらすみやかに内科受診するよう指示することが重要である．
- 歯科治療に伴う精神的ストレスや疼痛により甲状腺機能亢進症の症状が悪化する可能性があることを念頭においておく．
- 摂食困難であっても服薬をやめないよう指示することも重要である．

2　甲状腺機能低下症患者

ここがポイント

❶ 可能ならば甲状腺機能が正常化してから歯科治療を行う．内科主治医からの情報でFT4（遊離サイロキシン），FT3（遊離トリヨードサイロニン），TSH（甲状腺刺激ホルモン）値を把握する．

● 問診のポイント
  ▶ 原発性か，二次性（下垂体性など）か確認する
  ▶ コントロールの状況を確認する（脈拍数，血圧，浮腫など）
  ▶ 服用薬剤をチェックする

❷ 徐脈，低血圧，心不全などの循環機能低下を伴うデンタルショックを起こしやすいので注意を要する．
❸ 不安や緊張の緩和に努め，歯科治療中の精神的・肉体的ストレスをできるかぎり小さくするようにする．
❹ エピネフリン添加の局所麻酔薬の使用はなるべく避ける．

甲状腺機能低下症とは

　甲状腺ホルモンの分泌が減少し，血中甲状腺ホルモンが低下した状態である．原発性のものとしては慢性甲状腺炎（橋本病）が最も多い．胎生期あるいは幼児期に発症した場合にはクレチン症とよび，成人の場合には粘液水腫とよぶ．

　おもな症状は，易疲労感，動作緩慢，記憶力低下，ゆっくりした話しかた，低体温，寒がり，皮膚乾燥，脱毛，顔面浮腫，体重増加，徐脈，低血圧，嗄声，舌肥大などである．

下垂体性のものでは，慢性副腎機能不全を合併しており，ステロイド剤も投与されていることに留意する必要がある．

交感神経刺激剤と甲状腺ホルモン製剤

アドレナリン，ノルアドレナリン，エフェドリンなどの交感神経刺激剤を含有する製剤と甲状腺ホルモン製剤を併用すると，甲状腺ホルモンがカテコールアミン類のレセプターの感受性を増大させ，交感神経刺激剤の作用が増強する．冠動脈疾患を有する患者では冠不全のリスクが高くなる．

準備すべきもの

❶ シタネスト-オクタプレシン®　　❷ アトロピン®注0.05％シリンジ

歯科治療において留意すべき事項

≫ 甲状腺機能がコントロールされている場合（脈拍が60〜90/分であり，活動性の低下がない）

- 通常通りの歯科治療を行うが，治療薬の相互作用には注意が必要である．
- 血圧と脈拍をモニターする．
- エピネフリン添加局所麻酔薬の使用はできるだけ少なくする．治療薬であるチラーヂン®S（レボチロキシンナトリウム）などにより，エピネフリンの作用が増強される危険性があり，冠動脈疾患のある患者では冠不全のリスクが増大する．狭心症や心筋梗塞の既往のある患者ではエピネフリン含有局所麻酔薬の使用は避けたほうがよい．
- ワーファリン服用患者では，治療薬（チラーヂン®S，チロナミン®）により，その作用が増強することがあるので，PT-INRを測定し，出血に留意する．
- 抗菌薬，鎮痛剤は通常通り使用可能である．

≫ 甲状腺機能がコントロールされていない場合（脈拍が60/分以下の徐脈で，活動性の低下がある）

通常の歯科治療

- 甲状腺機能のコントロールを優先し，その後に治療を開始する．内科医に照会し，コントロールの状態を確認する．
- コントロールがつけば，「甲状腺機能がコントロールされている場合」に準じて治療を進める．

緊急を要する歯科治療

- 可能ならば病院歯科に紹介する．
- 血圧と脈拍をモニターし，応急処置を行う．
- 抗菌薬，鎮痛剤は通常通り使用が可能であるので，歯性急性感染症には投薬を十分に行い病院歯科に紹介する．
- もし，徐脈，低血圧によりショックに陥った場合には，一般的ショック処置を施し，ただちに救急搬送する．

専門医からのメッセージ

- 摂食困難であっても服薬をやめないように指示することが重要である．
- 下垂体性の場合，ステロイド投与に関して内科主治医に必ず確認する．

■ 参考文献

1) 小谷順一郎，田中義弘：知りたいことがすぐわかる高齢者歯科医療．永末書店，京都，2008．
2) 上田裕，須田英明ほか：有病者・高齢者歯科治療マニュアル．医歯薬出版，東京，1996．
3) 長崎県保険医協会：病気を持った患者の歯科治療　改訂版．長崎保険医協会，長崎，2011．
4) メルカゾール添付文書．2015年10月改正．あすか製薬株式会社
5) 上田英雄，武内重五郎：内科学．朝倉書店，東京，2013．
6) チラーヂン®S添付文書．2015年1月 改訂（第12版），あすか製薬株式会社．

第10章 神経疾患患者

1 てんかん患者

ここがポイント

❶ 重度の精神発達遅滞者，脳性麻痺者にてんかんを合併することが多いが，高齢者においても脳血管障害や認知症に関連して，てんかんの有病率が高いことが知られている．問診において，既往を把握するとともに，必要に応じて主治医に対診する．

● 問診のポイント
- ▶ てんかん発作のタイプの把握（表1）
- ▶ コントロールの状況
- ▶ 発作の誘因
- ▶ 日常の発作時の対応
- ▶ 服用薬剤の把握（表2）

❷ てんかんが薬物療法により十分コントロールされていれば，歯科治療は通常通り行えることを説明し，患者・家族を安心させると同時に，発作誘発要因（光刺激，過度の疲労，環境の変化，精神的・身体的ストレス，生理など）を最小になるようつとめる．
- ・付添者にはできるかぎりチェアサイドにいてもらう．
- ・歯科治療は余裕をもってできる環境を設定し，患者が心理的平静を保てるようマネジメントする．

- 笑気による鎮静は発作を誘発することがあるので避ける．
❸ てんかん発作はぼんやりしている時や緊張から解放された時にも発現しやすいため，待ち時間はできるだけ短くし，治療終了時にも注意が必要である．
❹ 歯科治療中の発作には冷静に対応する．
❺ 抗てんかん薬により，歯肉肥大が誘発されることがあるので，口腔衛生状態を良好に保持することに最大の努力を払うべきである．
❻ 抗てんかん薬と歯科で使用する薬剤との相互作用について十分認識する必要がある（表3）．
❼ 難治性てんかん患者や重症歯性急性感染症を惹起したとき，歯肉肥大が著明で外科的切除が必要なとき，埋伏歯抜去などは，病院歯科に紹介するのが望ましい．

てんかんとは

　てんかんとは種々の成因によってもたらされる慢性の脳疾患であって，大脳ニューロンの過剰な発射に由来する反復性の発作を特徴とし，それにさまざまな臨床症状および検査所見が伴う（WHO）」と定義される．
　てんかんは明らかな脳病変の認められない特発性てんかんと明らかな原疾患によって引き起こされる症候性てんかんに分類される．有病率は1％程度とされ，全体の80％が20歳以前に発症するが，最近，高齢者において脳血管障害や認知症と関連して，てんかん有病率が高くなっていることが示されている．

表1 てんかん発作型国際分類（1981年）

発作型	種類	症状
全般発作	欠伸発作	数十秒間にわたり意識がなくなる発作．けいれんを起こしたり，倒れたりはしない．
	ミオクロニー発作	全身あるいは手足などどこか一部分の筋肉が一瞬ピクッと収縮する．
	間代発作	膝などを折り曲げる格好をとり，手足をガクガクと一定のリズムで曲げたり伸ばしたりするけいれん発作．
	強直発作	意識消失とともの全身を硬直させ，激しく倒れる．
	強直間代発作	意識消失とともに全身を硬直させ，直後にガクガクと全身が痙攣する．
	脱力発作	全身の力が瞬時になくなって崩れるように倒れる．発作の持続は数秒以内である．
部分発作	単純部分発作	意識障害はない．運動徴候，感覚徴候，自律神経徴候，精神症状を示すものがある．
	複雑部分発作	意識障害がある．単純部分発作で始まり意識障害を伴うものと，意識障害で始まるものがある．
	二次性全般化発作	部分発作から始まり，ほとんどの場合は強直間代発作に進展する．

表2 抗てんかん薬の種類

商品名	一般名
フェノバール®	フェノバルビタール
アレビアチン®，ヒダントイン®	フェニトイン
エクセグラン®	ゾニサミド
テグレトール®	カルバマゼピン
デパケン®	バルプロ酸ナトリウム
リボトリール®，ランドセン®	クロナゼパム
ホリゾン®，セルシン®	ジアゼパム
プリミドン	プリミドン
オスポロット®	スルチアム
ダイアモックス®	アセタゾラミド
ベンザリン®	ニトラゼパム
ザロンチン®	エトスクシミド
マイスタン®	クロバザム
ガバペン®	ガバペンチン
トピナ®	トピラマート
ラミクタール®	ラモトリギン
イーケプラ®	レベチラセタム

表3 歯科臨床で使用する薬剤と抗てんかん薬との相互作用

歯科臨床で使用する薬剤 <適応>	抗てんかん薬 商品名(一般名)	相互作用
カルバペネム系抗菌薬 <歯性感染症>	デパケン® (バルプロ酸ナトリウム)	・デパケン®の血中濃度が低下し、てんかん発作が再発する可能性がある ・併用禁忌
マクロライド系抗菌薬 <歯性感染症> アゾール系抗真菌剤 <口腔カンジダ症>	テグレトール® (カルバマゼピン)	・テグレトール®の血中濃度が急激に上昇し、中毒症状(眠気、悪心、めまいなど)が出現する可能性がある ・併用注意
カロナール® (アセトアミノフェン) <歯性疼痛>	アレビアチン® (フェニトイン)	・カロナール®の長期投与で肝機能障害を引き起こす可能性がある ・併用注意
イトリゾール® (イトラコナゾール) <口腔カンジダ症>	アレビアチン® (フェニトイン)	・イトリゾール®の血中濃度が低下し、効果が減弱する ・併用注意
プリンペラン® (メトクロプラミド) <悪心>	テグレトール® (カルバマゼピン)	・神経症状(歩行障害、運動失調、眼振、複視、下肢反射亢進)が現れることがある ・併用注意

てんかんのけいれん発作の予防と発作時の対応

歯科治療中の発作の予防

❶ 当日抗てんかん薬を服用していることを確認し、アポイント通りの時間帯に治療を開始・終了する．
❷ 前駆症状や前兆の現れ方をあらかじめ把握しておき、それらの兆候がみられたときにはその日の歯科治療は中止する．
❸ 歯科用局所麻酔薬の使用は問題ないので、可能な限り無痛処置を心がける．精神的ストレスも最小になるよう配慮する．

歯科治療中に発作を起こした場合の対応

❶ ただちに処置を中止し、すべての器具などを口腔内から除去する．
❷ チェアから転落しないよう安全確保に努める．

❸ 頭を横にして気道の確保を行い，バイタルサインを確認する．発作の状況の把握につとめ，治まるのを静かに見守る．
❹ 発作が治まれば，口腔内の貯留物はすべて吸引・除去し，安静を保つ．その際，歯の損傷や粘膜の損傷の有無をチェックする．
❺ けいれん発作が長引くようなら酸素投与を開始する．
❻ セルシン®（ジアゼパム）0.2 mg/kg（通常1 A 10 mg）を静注する．
　⇒ただし，一般歯科医院ではけいれん発作中の薬剤の静脈内投与は困難と思われるので，❶〜❺の処置で発作が治まらなければ救急搬送するのが望ましい．
❼ 5分以上の全身けいれん発作が持続する場合や重積発作がみられる際には，ただちに専門病院に救急搬送する．

準備すべきもの

- セルシン®
- 酸素投与装置

歯科治療において留意すべき事項

》てんかん発作がコントロールされている場合

- 過去1年以内にてんかん発作のないもの
❶ 当日，抗てんかん薬を服用していることを確認し，通常通り歯科治療を行う．
❷ エピネフリン含有局所麻酔剤は通常通り使用可能である．
❸ 投薬が必要な場合，抗てんかん薬と併用しないほうがよい薬剤があるので，注意を要する（表3）．

》てんかん発作がコントロールされていない場合

❶ てんかんの既往があるにもかかわらず抗てんかん薬の服用がなされていなかったり，不規則な服用でコントロールがよくないときは主治医に照会し，てんかんのコントロールを優先させる．
❷ 難治性てんかん患者の場合
- 全身状態が不良なとき，前駆症状や前兆（表4）を認めるときにはその日の

表4　てんかんの前駆症状と前兆

定　義	前駆症状：発作が起こる数時間〜数日前からの症状 前兆：発作の起こり始めの症状
症　状	感覚症状：しびれ，浮動感，動悸，嘔気，頭痛など 視覚，聴覚，味覚，嗅覚症状：いろいろな形にみえる，耳鳴りや音がする，味が変わる，変なにおいがするなど 精神症状：不安，イライラなど
特　徴	さまざまな症状が出現するが，人によって決まった症状が出現することが多い

治療は避ける．
- 当日，抗てんかん薬を服用していることを確認し，てんかん発作の前駆症状や前兆のないこともチェックしたうえで，慎重に歯科治療を行う．
- エピネフリン含有局所麻酔剤は通常通り使用可能である．
- 難治性てんかん患者では，数種類の薬剤を併用している場合があるため，他の薬剤との相互作用に注意が必要である（表3）．
- てんかん発作時には，前述に従って冷静に対応する．

専門医からのメッセージ

　てんかんは頻度の高い疾患である．万一，歯科治療中にけいれん発作が起こっても，慌てずに対応してほしい．たいていは数分で頓挫するが，集積発作と判断したら，ただちに救急車を要請する．

2 パーキンソン病患者

ここがポイント

❶ 問診により，パーキンソン病の発症時期，重症度（起立性低血圧の既往や嚥下障害は必ずチェック）（表5），服用薬剤（表6）をチェックする．必要があれば主治医に照会する．

● 問診のポイント
- ▶ 発症時期と重症度の把握
- ▶ 起立性低血圧や嚥下障害の有無の把握
- ▶ 服用薬剤のチェックとその副作用の有無

❷ 服用薬剤の容量変更や服薬中止で*悪性症候群を惹起することがあるので，歯科治療のために薬剤調節を行ってはならない．

❸ 歯科治療には十分な時間をとり，ゆとりをもって治療を進める．

❹ 起立性低血圧をきたすことがあるので，歯科用チェアの背板を起こす際はゆっくりと操作し，患者のバイタルサインをチェックする．

❺ 嚥下反射の障害がある．特に流涎がみられるときは，障害の程度が高度であることを示しており，印象材や保存修復物・補綴物，リーマーなどを誤嚥させないよう細心の注意が必要である．

❻ 姿勢反射障害がみられるので，診療室への移動や歯科用チェアの乗降時の転倒に注意する．

❼ 治療薬の服用と関係なく症状がよくなったり，急に悪化したりすること（オン・オフ現象）があるが，薬剤効果時間が短縮する現象（ウエアリング・オフ現象）もあるので，服薬後のアポイントがよい．

❽ 歯科用局所麻酔剤の使用に特別制限はない．

❾ 抗菌薬，消炎鎮痛剤の使用は通常通りでよい．
❿ 症状が進行すると，ブラッシングが不十分となり，構音・咀嚼・嚥下障害とも相まって口腔内が不潔になりやすい．誤嚥性肺炎も引き起こしやすくなるので，口腔ケアを十分に行う必要がある．
⓫ 生活機能障害Ⅲ度（ホーエン・ヤール重症度分類　ステージⅤ）の患者では，義歯の調整程度にとどめ，外科処置など侵襲を伴う場合は病院歯科に紹介する．

表5　パーキンソン病患者の重症度分類

	ホーエン・ヤール重症度分類		生活機能障害
ステージⅠ	一側性障害で片側だけの振戦，固縮を示す．軽症例である．	Ⅰ度	日常生活，通院にほとんど介助が要らない．
ステージⅡ	両側性の障害で姿勢の変化がかなり明確となり，振戦，固縮，無動とも両側にあるため，日常生活がやや不便である．		
ステージⅢ	両側性で明らかな歩行障害がみられ，方向変換の不安定など，姿勢反射障害がある．日常生活動作障害もかなり進み，突進現象もはっきりとみられる．	Ⅱ度	日常生活，通院に介助を要する．
ステージⅣ	両側性で起立や歩行などの日常生活動作の低下が著しく，労働能力は失われる．		
ステージⅤ	完全に動作不能状態で，介助による車いす移動，または寝たきりになる．起立歩行不可．	Ⅲ度	日常生活に全面的な介助を要し，起立不能．

（Hoehn-Yahrの重症度分類，厚生労働省生活機能障害度分類による）

*悪性症候群

　悪性症候群は，発熱，発汗，振戦，頻脈等の症状を特徴とし，向精神薬を使用する際には常に考慮すべき重大な副作用である．特に，抗精神病薬の投与中，増量時には要注意である．また，抗パーキンソン病薬を継続して使用している際の急激な中止・減量でも悪性症候群が起こる場合がある．

　悪性症候群はまれであるが，放置すると生命に関わることもあるため，十分に注意を要する副作用といえる．原因不明の発熱がみられた時には，悪性症候群を念頭におく必要がある．典型的な症状として，発熱（微熱で始まることもあるが，大抵は38～40度に至る高熱），発汗，流涎，言語・嚥下障害，頻脈，無動・寡黙・意識障害，筋硬直，振戦などがある．脱水症状，栄養障害，呼吸障害，循環障害，腎不全などを併発すると死に至ることもある．

表6 抗パーキンソン病薬（経口薬）について

　パーキンソン病治療薬はドーパミンを増加させるように働く．また，アセチルコリンの働きを弱めるように働く薬剤も使用される．

分　類	おもな薬剤
レボドパ製剤	レボドパ＋ベンセラシド
	イーシー・ドパール®，ネオドパゾール®，マドパー®
	レボドパ＋カルビドパ
	メネシット®，ネオドパストン®
	レボドパ＋カルビドパ＋エンタカポン
	スタレボ®
ドパミン受容体刺激薬	麦角系
	パーロデル®，ペルマックス®，カバサール®
	非麦角系
	ビ・シフロール®，ミラペックス®，レキップ®，レキップ®CR，ドミン®
MAO-B阻害薬	エフピー®
COMT阻害薬	コムタン®
アデノシンA2A受容体拮抗薬	ノウリアスト®
抗コリン薬	アーテン®，パーキン®，アキネトン®
レボドパ賦活薬	トレリーフ®
ドパミン放出促進薬	シンメトレル®
ノルアドレナリン補充薬	ドプス®

パーキンソン病とは

　パーキンソン病（PD）は神経変性疾患のなかでも頻度が高く，その臨床的特徴は，運動緩慢（無動），安静時振戦（丸薬丸め様振戦），筋固縮，姿勢反射障害（前傾姿勢で小刻み歩行，すり足，すくみ足，突進現象）である．パーキンソン病は臨床的には運動障害疾患であるが，現在では様々な非運動症状を伴うことが広く知られ，自律神経，感覚，睡眠，認知，精神の障害をきたす．うつ症状は約50％，認知症は約20％にみられる．発症率は10万人に100〜120人で，全国に12〜15万人の患者がいると推定される．発症に男女差はなく，発症年齢は50〜70歳が多く，緩徐進行性である．パーキンソン病では黒質線条体の

変性が起こっており，これにより脳内のドーパミン量の低下が生じる．

なお，ハロペリドールやクロルプロマジンなどのD2受容体遮断薬はドーパミンの作用を弱める働きがあり，これらの薬剤を服用している患者でパーキンソン様症状を引き起こすことがある．これを薬剤性パーキンソン症候群という．パーキンソン症候群は脳炎，脳血管障害等によっても生じる．

歯科治療において留意すべき事項

生活機能障害Ⅰ度（ホーエン・ヤール重症度分類Ⅰ・Ⅱ度）の患者

■日常生活，通院にほとんど介助が要らない．
- ほぼ通常通り歯科治療が可能であるが，起立性低血圧は血管運動神経反射の障害やドーパミン作動薬の副作用によっても生じるので，常に注意が必要である．

生活機能障害Ⅱ度（ホーエン・ヤール重症度分類Ⅲ度・Ⅳ度）の患者

■日常生活・通院に介助を要する．
- 治療時には介者による口腔内吸引を適切に行い，視野を得るとともに，誤嚥を防止する．
- 口唇，舌，下顎などの振戦がある場合には，切削器具などで軟組織を損傷しないよう注意が必要である．必要に応じて開口器を使用する．
- 起立性低血圧に十分注意する．
- 印象材や保存修復物・補綴物，リーマーなどを誤嚥させないよう細心の注意が必要である．
- 局所麻酔薬は通常通り使用可能であるが，自律神経障害がある時には，血圧や脈拍の変動をきたしやすく，疼痛刺激を可及的少なくするよう配慮する．

生活機能障害Ⅲ度（ホーエン・ヤール重症度分類Ⅴ度）の患者

■日常生活に全面的な介助を要し，起立不能．
- 通院は不可能であるが，訪問診療で診察する機会がある．義歯の調整程度にとどめる．
- 外科処置など侵襲度の高い処置は病院歯科に依頼する．

専門医からのメッセージ

　治療薬が複雑で難しいイメージのパーキンソン病だが，歯科治療を行ううえでは不随意運動の有無が最も問題になるのではないかと思われる．パーキンソン病患者は調子のよい時間帯のあることが多いので，患者と相談のうえ，治療時間を決めるとよい．

■ 参考文献

1) 森崎市治郎ほか編：障害者歯科ガイドブック．医歯薬出版，東京，1999．
2) 上田裕，須田英明ほか：有病者・高齢者歯科治療マニュアル．医歯薬出版，東京，1996．
3) 長崎県保険医協会：病気を持った患者の歯科治療　改訂版．長崎保険医協会，長崎，2011．
4) 小谷順一郎，田中義弘：知りたいことがすぐわかる高齢者歯科医療．永末書店，京都，2008．
5) 福井次矢，黒川清　監訳：ハリソン内科書第3版．メディカル・サイエンス・インターナショナル，東京，2009．

第11章 関節リウマチ（RA）患者

ここがポイント

❶ 問診により病状（活動期であるかどうかなど），各種治療薬の服用状況をよく把握する．不明な点があれば主治医に照会する．

● 問診のポイント
  ▶ 病状：進行度（スタインブロッカー分類／表1），活動期かどうか
  ▶ 服用薬剤の種類，量，服用期間
  ▶ 合併症：糖尿病，骨粗鬆症，消化性潰瘍，心疾患，間質性肺炎，その他の自己免疫疾患など

❷ 炎症の強い活動期には応急処置にとどめ，安定期に計画的に歯科治療を行う．

❸ 病状の程度により歯科治療中の体位に制限が生じる．患者が最も楽な体位で処置を行い，チェアタイムを可能な限り短縮するよう配慮する．

❹ ステロイド剤の服用などで骨粗鬆症を合併していることも多く，診療室内での転倒やそれに伴う骨折の防止につとめる．必要に応じて移動時には介助が必要である．

❺ 免疫抑制剤やステロイド剤を服用している患者が多いので，感染予防には十分注意が必要である．抗菌薬の予防投与も考慮する．特に，生物学的製剤（表2）を使用している患者で注意が必要である．

❻ NSAIDsを常用している場合も多いので，鎮痛剤の処方に際して

は重複を避けるとともに，消化性潰瘍の発症や増悪に注意する.
❼ 顎関節に異常がみられる時は，長時間の開口を避けるよう配慮する.
❽ ステロイドカバーや顎骨壊死発症予防に留意しなければならない場合がある（参照 ステロイド剤使用患者の項p.33, BP製剤，抗RANKLモノクローナル抗体製剤使用患者の項p.20）.
❾ ブラッシングや義歯の着脱が困難となる場合があるので，家族も含め適切な助言をする.

関節リウマチの診断基準

❶ 3つ以上の関節で，指で押さえたり動かしたりすると痛みを感じる.
❷ 2つ以上の関節に炎症による腫脹がみられる.
❸ 朝のこわばりがみられる.
❹ 皮下結節（リウマトイド結節）が肘や膝などにみられる.
❺ 赤沈に異常がみられる，またはCRPが陽性である.
❻ 血液検査でリウマトイド因子（RF）が陽性である.
以上の6項目のうち3項目以上にあてはまる場合を早期関節リウマチという（日本リウマチ学会／1994年による）.

表1 関節リウマチの機能障害度（スタインブロッカー分類）

Class分類	症　状
Class I	身体機能は完全で，不自由なしに普通の仕事はすべてできる.
Class II	動作の際に1関節あるいはそれ以上の関節に苦痛がある．または運動制限はあっても普通の活動なら何とかできる程度の機能.
Class III	普通の仕事や，自分の身の回りのことがわずかにできるか，あるいはほとんどできない程度の機能.
Class IV	寝たきり，あるいは車いすに座りっきりで，身の回りのこともほとんど，またはまったくできない程度の機能.

表2 関節リウマチの治療薬

一般に関節リウマチの疼痛緩和および進行の抑制には，非ステロイド性消炎鎮痛剤をはじめとして，抗リウマチ薬やステロイドによる薬物療法を行い，さらにリハビリテーションを並行して行う．最近ではコントロール困難な重症例に対し，生物学的製剤が使用されるようになってきている．

❶抗リウマチ薬	リウマトレックス®（メトトレキサート）	関節破壊を抑止する薬剤として，ほぼ第一選択として用いられる．重篤な副作用として骨髄抑制と間質性肺炎があり，75歳以上の高齢者への投与は推奨されていない．
	リマチル®（ブシラミン），アザルフィジン®EN（サラゾスルファピリジン），プログラフ®（タクロリムス）	MTXの適応のない患者に対する第二選択薬として用いられる．
❷ステロイド剤	他の薬剤の開発により，近年ステロイド剤はNSAIDsと同様の対症療法薬として扱われているが，治療効果の発現は他の薬剤に比べて圧倒的に早いため，急性期には治療として用いられる．	
❸生物学的製剤 MTXなどの抗リウマチ剤抵抗の症例に対して用いられる．副作用として免疫抑制作用が強く，しばしば感染症を引き起こす．	レミケード®（インフリキシマブ）	TNFα阻害剤
	エンブレル®（エタネルセプト）	
	ヒュミラ®（アダリムマブ）	
	シンポニー®（ゴリムマブ）	
	シムジア®（セルトリズマブ）	
	オレンシア®（アバタセプト）	T細胞活性化抑制剤
	アクテムラ®（トシリズマブ）	IL-6阻害剤
	イラリス®（カナキヌマブ）	IL-1阻害剤

歯科治療において留意すべき事項

スタインブロッカーClass Ⅰの患者

■身体機能は完全で，不自由なしに普通の仕事はすべてできる．
- 通常通り歯科治療は可能であるが，服用薬剤の影響について配慮が必要である．

スタインブロッカーClass Ⅱの患者

■動作の際に1関節あるいはそれ以上の関節に苦痛がある．または運動制限はあっても普通の活動なら何とかできる程度の機能．

- ほぼ通常通り歯科治療は可能だが,服用薬剤の影響について配慮が必要である.
- 治療時の体位で苦痛がないかを確認し,チェアタイムはできるだけ短くする.

スタインブロッカーClass Ⅲの患者

■ 普通の仕事や,自分の身の回りのことがわずかにできるか,あるいはほとんどできない程度の機能.

- 歯科治療には一定の配慮が必要であり,移動には介助を要する.体位は患者が最も楽な位置を設定し,枕や毛布で固定する.チェアタイムはできるだけ短くし,苦痛を伴わないよう配慮する.
- 服用薬剤も必ずチェックし,その影響について十分に配慮する必要がある.

スタインブロッカーClass Ⅳの患者

■ 寝たきり,あるいは車いすに座りっきりで,身の回りのこともほとんど,またはまったくできない程度の機能.

- 義歯の調整程度にとどめ,観血処置など侵襲度の高い処置は病院歯科に依頼する.

専門医からのメッセージ

- 近年,関節リウマチと歯周疾患の関連を示唆する研究結果が数多く発表されており,リウマチの疾患制御のためにも積極的な歯科治療が望まれる.
- ステロイド剤,免疫抑制剤の服用中であっても,処置前の抗菌剤投与を行えば観血的処置も問題なく行えることがほとんどである.
- 顎骨壊死を避けるために,BP製剤を含めた投与歴を丁寧に聴取し,不明な点は担当医も問い合わせるなどの対応をとることが望ましい.

■ 参考文献
1) 小谷順一郎,田中義弘:知りたいことがすぐわかる高齢者歯科医療.永末書店,京都,2008.
2) 上田裕,須田英明ほか:有病者・高齢者歯科治療マニュアル.医歯薬出版,東京,1996.
3) 栗原章 監修:ポケット整形外科ハンドブック.南江堂,東京,2008.
4) レミケード®点滴静注用100 添付文書.田辺三菱製薬.

第12章 消化性潰瘍および炎症性腸疾患患者

ここがポイント

❶ 問診により病名・病状を把握する．胃・十二指腸潰瘍，潰瘍性大腸炎，クローン病，ベーチェット病（腸管型）などについて詳細を確認する．必要ならば主治医に照会する．

● 問診のポイント
  ▶ 病名，病態（活動期かどうか）の確認
  ▶ 便性状の確認．タール便（黒い軟便）の有無
  ▶ ヘリコバクター・ピロリ菌除菌の有無
  ▶ 使用薬剤のチェック（表1）

❷ ストレスで潰瘍が悪化することがあるので注意が必要である．歯科治療においてもストレスを少なくする配慮が必要である．

❸ NSAIDsの使用に関しては最大の配慮が必要である．鎮痛剤が必要な時にはカロナール®（アセトアミノフェン）を頓用で最小量使用する．比較的強い疼痛が予想される時には，トラムセット®（トラマドール塩酸塩・アセトアミノフェン配合錠）を用いる．

❹ 抗菌薬投与で，出血性腸炎や偽膜性腸炎を惹起することがあるので，抗菌薬投与は慎重に行う．

❺ 免疫抑制剤や生物学的製剤を使用している可能性があり，感染に留意する．

❻ タガメット®（シメチジン），ザンタック®（ラニチジン）服用中の患者に，セフェム系抗菌薬を投与するときは飲酒を禁止する．

❼ ステロイド剤の使用（炎症性腸疾患ではすでに使用されている可能性あり）は主治医との連携のもとに行う．

❽ 消化性潰瘍および炎症性腸疾患患者においては，特に十分にかんで食べることが重要であるので，積極的に，障害されている咀嚼機能の回復に努める．

❾ 炎症性腸疾患（クローン病，潰瘍性大腸炎，腸管型ベーチェット病）では下痢をおこしやすく，歯科治療中も配慮が必要である．**便意をもよおしたときには，いつでも治療を中断できることを伝えておく．**

表1　消化性潰瘍用剤の種類

種　類	商品名（一般名）
プロトンポンプ阻害剤（PPI）	オメプラール®（オメプラゾール） パリエット®（ラベプラゾール） タケプロン®（ランソプラゾール） ネキシウム®（エソメプラゾール） タケキャブ®（ボノプラザン）
ヒスタミンH2遮断剤	タガメット®（シメチジン） アシノン®（ニザチジン） ガスター®（ファモチジン） プロテカジン®（ラフチジン） アルタット®（ロキサチジン酢酸エステル塩酸塩）
その他	イサロン®（アルジオキサ） ガスロンN®（イルソグラジンマレイン酸塩） アルサルミン®（スクラルファート） ミラドール®，ドグマチール®（スルピリド） セルベックス®（テプレノン） プロマック®（ポラプレジンク） ムコスタ®（レバミピド） マーズレン®S（アズレンスルホン酸ナトリウム，L-グルタミン） コランチル®（ジサイクロミン塩酸塩，水酸化アルミニウム，酸化マグネシウム）

歯科治療において留意すべき事項

》胃・十二指腸潰瘍

急性期〜発症から約2カ月程度

- 歯科治療によるストレスを少なくし，投薬の必要性もあることより，観血的処置，本格的歯科治療は症状が落ち着いてから行う．
- NSAIDs投与は基本的に禁忌である．
- 抗菌薬の使用は可能であるが，腎排泄型がより安全と思われる．

慢性期〜瘢痕形成期

- 歯科治療は可能であるが，胃・十二指腸潰瘍を再発させないよう歯科治療に伴うストレスを可能な限り少なくするようつとめる．
- 抗潰瘍薬を服用し潰瘍治癒が確認されていなければ，NSAIDs使用は基本的に禁忌であるが，必要な場合にはカロナール®（アセトアミノフェン）を頓用で使用する．
- ヘリコバクター・ピロリ菌の除菌がなされている場合は潰瘍の再発リスクが低いためNSAIDsの使用も可能であるが，最小量にとどめる．

》クローン病，潰瘍性大腸炎

- 寛解期と活動期を繰り返す慢性疾患であるので，歯科治療は，活動期には応急処置にとどめ，寛解期に計画的に行うようにする．
- 症状の増悪や消化管穿孔をきたさないよう歯科治療において配慮が必要である．治療に伴うストレスを最小にし，NSAIDsの投与も控える．
- TNFα阻害薬（参照 関節リウマチ患者の項p.162〜）などの免疫抑制剤を使用している可能性があるので，感染には十分留意する．抜歯などの観血処置の際には抗菌薬の予防投与を考慮する．
- 口腔粘膜の潰瘍を伴う（特にクローン病）こともあるので，同病変に対する対象療法を行うとともに口腔内の清潔を保てるよう援助する．

表2 クローン病の薬物療法

種 類	商品名（一般名）
ステロイド剤	プレドニン®（プレドニゾロン）
5-アミノサリチル酸製剤	サラゾピリン®（サラゾスルファピリジン） ペンタサ®（メサラジン）
免疫調整薬	イムラン®（アザチオプリン） ロイケリン®（メルカプトプリン） プログラフ®（タクロリムス水和物）
TNFα阻害薬	レミケード®（インフリキシマブ） ヒュミラ®（アダリムマブ）

クローン病とは

　クローン病は寛解・増悪を繰り返しながら次第に進行し，全身疾患としての様相を呈する慢性疾患であり，近年わが国で急増している．主として，若年成人にみられ，口腔より肛門までの全消化管に潰瘍を伴った区域性炎症性病変が単発あるいは多発する．主要な所見としては，腸管の縦走潰瘍，敷石像，非乾酪類上皮肉芽腫がみられる．病因は不明で，下痢，発熱，腹痛，肛門部病変が4大症状である．体重減少，貧血，栄養障害など多彩な全身症状を伴うことがある．基本的治療は，栄養療法，薬物療法（表2），外科的治療である．ステロイド剤が活動期の薬物療法の中心的役割をもつ．

専門医からのメッセージ

- 内服薬の問診が重要．
- 治療ストレスや薬剤投与により消化管の潰瘍性病変の再燃や増悪の可能性があることに留意し，患者にあらかじめ説明しておく．
- 消化管の潰瘍性病変による症状がある場合には，主治医と連携し必要最低限の処置にとどめておく．

■ 参考文献

1）井村裕夫：わかりやすい　内科学　第3版．文光堂，東京，2008.
2）上田裕，須田英明ほか：有病者・高齢者歯科治療マニュアル．医歯薬出版，東京，1996.
3）長崎県保険医協会：病気を持った患者の歯科治療　改訂版．長崎保険医協会，長崎，2011.
4）Ann Int Med 156：350-359, 2012.

第13章 脳血管障害患者

ここがポイント

❶ 問診（家族を含めて行うことが望ましい）により脳血管障害の有無を把握するとともにその病態（特に後遺症の程度），服用薬剤の詳細を知る．必要に応じて主治医に照会する．

● 問診のポイント
  ▶ 脳血管障害の種類
  ▶ 発症時期
  ▶ 重症度と基礎疾患の種類とコントロールの状態
  ▶ 後遺症の有無とその程度
  ▶ 服用薬剤（降圧剤，抗血栓薬，高脂血症治療剤，脳循環・代謝改善剤，抗不安剤，抗てんかん剤，血糖降下剤など）のチェック
  ▶ てんかん発作の有無

❷ 後遺症として，片麻痺，失語，構音障害，嚥下障害，精神障害，痙攣発作，不随意運動などがみられるので，歯科治療にどの程度支障があるかについて把握する．
　特に，嚥下障害の程度の把握は重要であり，歯科治療時の注水や修復物・歯科用器具を誤嚥させないよう最大の注意が必要である．

❸ **転倒の予防に留意**し，**サポートしながらチェアまで誘導**する．
❹ 麻痺側を下にした体位をできるだけ取らないよう留意する．
❺ 患者は歯科治療に不安をもっているので，十分に時間をとって，緊張を和らげ，無痛処置を心がける．

❻ しばしば心疾患，高血圧，糖尿病などの基礎疾患を合併しているので，その詳細について把握し，それぞれについて十分に配慮する．基礎疾患がコントロールされていない場合，これらに対する治療を優先すべきである．
❼ 脳梗塞，脳出血，くも膜下出血などの発症後6カ月間程度は歯科治療に関しては応急処置程度にとどめることが得策と思われる．
❽ 抗血栓療法が行われているかどうかを必ず確認しておく．
❾ 片麻痺患者では，失語症や病態失認などのため，歯科治療中の全身状態の評価が困難な場合があるため，モニター下での処置が望ましい．
❿ 高齢者では不顕性誤嚥の頻度も高いため，誤嚥性肺炎予防のため，ことさら口腔ケアが大切である．
⓫ 重篤な基礎疾患を合併している場合，後遺障害の程度が重篤で回復不良の場合，血圧の変動が大きく再出血が危惧される場合などでは，病院歯科に紹介するのが望ましい．
⓬ ほとんどが脳血管障害によるものではないが，球麻痺，仮性球麻痺患者においても嚥下障害を認めるので，治療時の誤嚥に注意が必要である．

脳血管障害の分類

》脳出血（脳実質内出血）

- 被殻出血，視床出血，小脳出血など．
- 出血性素因，動静脈奇形なども原因となるが，一般的には高血圧性脳内出血が多い．突然，卒中発作をもって起こる場合が多いが，時に，頭痛，めまい，一側のしびれ・脱力などの前駆症状を認める．発作時症状は，嘔吐，失禁，痙攣，頸部硬直，神経症状（一側の運動・知覚障害，共同偏視，失語症，半盲など），意識障害などがある．発作時にはさらに血圧が上昇している場合が多い．

》脳梗塞

- ラクナ梗塞，アテローム血栓性脳梗塞，心原性脳塞栓症
- 脳血栓症はアテローム血栓性脳梗塞とラクナ梗塞に分けられるが，脳動脈自体の血流障害により血栓が形成され発症する．小動脈の閉塞によるものをラクナ梗塞という．安静時に発症することが多く，数分で完成する．また，心原性塞栓症は不整脈（おもに心房細動）などに伴って心壁在性血栓が脳血管に流入して閉塞することにより生じ，日常活動時に生じることが多い．症状は脳出血と同様であるが，片麻痺，構音障害，めまい，視野障害など，多彩な神経学的異常をきたす．

》くも膜下出血

- くも膜と軟膜の間に出血が生じ，脳脊髄液中に血液が混入する状態．原因の多くは脳動脈瘤の破裂であるが，脳動脈奇形からの出血の場合もある．突然の頭痛で発症することが多く，重症度もさまざまである．

歯科治療において留意すべき事項

脳出血患者

❶ 脳出血のおもな原因は高血圧であるため，主治医の指示通りに規則正しく降圧剤を服用しているかどうか確認することが大切である．
❷ 歯科治療中に急激な血圧上昇をきたさないよう疼痛刺激をできる限り与えないよう配慮する．歯科治療に対する不安などの心理的ストレスも最小にする配慮が必要である．
- 局所麻酔時には必ず表面麻酔を施す．
- 処置前鎮静薬の経口投与，笑気吸入鎮静法，静脈内鎮静法などを行う．
❸ 歯科治療中は血圧のモニタリングを行い，急激な血圧上昇に対しては降圧の必要がある（参照 高血圧患者の項p.50〜）．**過度な降圧は脳虚血を惹起する可能性があるため慎重を要する．**
❹ 再出血の既往や降圧治療にもかかわらず血圧のコントロールができていない患者は病院歯科に依頼するのが望ましい．

> 脳梗塞患者

① 脳梗塞患者は，高血圧，狭心症，心筋梗塞，心房細動，心臓弁膜症，糖尿病，心不全などの合併症を有していることが多いので，それらについて十分に把握しておく必要がある．
② 服用薬剤も多岐にわたっており，歯科治療に影響を及ぼすものも多いため，薬剤手帳などから正確に把握する必要がある．
③ ほとんどの患者が何らかの抗血栓薬を服用していると思われるので，出血を伴う歯科処置においては，十分に局所止血を行う（参照 抗凝固剤，抗血小板剤使用患者の項 p.28〜）
④ 心原性脳塞栓症による場合は，感染性心内膜炎予防のため抗菌薬の予防投与を考慮しなければならない（参照 心臓弁膜症患者の項 p.63〜）．

> 片麻痺患者

① 右片麻痺と左片麻痺により後遺障害の病態が異なる（例：空間無視，失語など）ので，それらについて理解し，歯科治療に臨む必要がある．
② 失語症があっても，必ずしも認知機能が低下しているとは限らないので，人間としての尊厳を傷つけないよう配慮が必要である．
③ 失語症のある患者では，歯科治療中の気分の変化などについて言葉で表現することが困難なため見落としてしまう可能性があり，モニター下にて処置することが望ましい．

歯科治療中に脳血管障害が発生した場合

① 患者に意識障害や嘔吐などがみられた時はただちに歯科治療を中止する．
② 衣服やベルトを緩め，頭を水平にした状態で静かに寝かせる．嘔吐しそうな場合は側臥位にする．
③ 意識状態の確認（昏睡，混迷，傾眠），バイタルサイン（脈拍，血圧，呼吸，体温），眼球の状態（瞳孔異常，眼球位置異常），片麻痺の有無などを診査し，脳血管障害を疑診するとともに，てんかん発作の鑑別をする．症状やその推移を記録しておくことが大切である．
④ 症状に応じて，呼吸管理，酸素吸入を行いながら，嘔吐に対処する．

❺ 救急車を手配し，専門病院への移送と急性期治療を優先する．

精神鎮静法について

　歯科治療に対する恐怖・不安・緊張感を取り除き，安全かつ円滑に歯科治療を施行する目的で，薬物を用いて患者管理を行う方法を精神鎮静法という．経口抗不安薬の投与による方法，吸入鎮静法，静脈内鎮静法がある．適応は以下があげられるが，患者自身が歯科治療の必要性を十分に理解し，術者との意思疎通ができる場合などに限る．重度の合併症を有する患者や開口障害・小顎症など緊急時に気道確保が困難な患者は病院歯科に紹介すべきである．

≫ 適応
❶ 歯科治療に対する不安感，恐怖心の強い患者．
❷ 過去の歯科治療中における不快体験（デンタルショックなど）の既往のある患者．
❸ 心疾患，高血圧など歯科治療時のストレスを軽減したほうがよい患者．
❹ 絞扼反射が強く，口腔内操作が困難な患者．

経口抗不安薬の投与による鎮静法

　短時間型の抗不安薬（表1）を歯科処置前に服用させるが，あらかじめ**車の運転などしないよう指示**をしておく．処置終了後はふらつきなどがないことを確かめてから帰宅させる．

笑気吸入鎮静法

　笑気吸入装置で30％以下の低濃度笑気と70％以上の酸素を混合し，専用の鼻マスクを用いて吸入させる．吸入された笑気は肺から血中に急速に拡散し，5分以内に鎮静状態に到達する．吸入を停止すればすみやかに正常状態に回復する．したがって長時間の経過観察も必要としない．

静脈内鎮静法

　精神鎮静法のうち，経静脈的に鎮静剤を投与する方法で，比較的安全に行うことができるが，呼吸管理ができるなどの知識，技術，機器を必要とするた

表1　おもな抗不安薬の種類

消失半減期	標準1日量 高力価（5 mg以下）	標準1日量 中力価（5～10 mg）	標準1日量 低力価（10 mg以上）
短時間型 （6時間以内）	デパス®（エチゾラム）		レスミット®（メダゼパム） リーゼ®（クロチアゼパム） コレミナール®（フルタゾラム） グランダキシン（トフィソパム） セディール®（タンドスピロンクエン酸塩）
中間型 （12～24時間）	ワイパックス®（ロラゼパム） コンスタン®，ソラナックス®（アルプラゾラム） エリスパン®（フルジアゼパム）	セパゾン®（クロキサゾラム） レキソタン®，セニラン®（ブロマゼパム）	
長時間型 （24時間以上）	メレックス®（メキサドラム） リボトリール®，ランドセン®（クロナゼパム）	セルシン®，ホリゾン®（ジアゼパム）	コントール®，バランス®（クロルジアゼポキシド） メンドン®（クロラゼプ酸二カリウム）
超長時間型 （60時間以上）	メイラックス®（ロフラゼプ酸エチル） レスタス®（フルトプラゼパム）		セレナール®（オキサゾラム）

め，一定の経験を積んでから行うべきである．

歯科治療では術野と気道が同一部位にあり，また歯科用切削器具の使用に際し給水することが必要で，口腔内に水分が貯留するため，意識や上気道反射を保つことが極めて重要であり，通常意識下鎮静法が適応になる．

■ 専門医からのメッセージ

抗血栓薬（抗血小板薬，抗凝固薬）が継続できない場合の再発リスクが気になるところだろう．客観的な計算式はないが，各施設でリスクを層別化する試みがある．事前に担当医と相談し，患者本人やご家族の理解が進んだうえで治療ができれば何よりである．

■ **参考文献**

1) 小谷順一郎, 田中義弘：知りたいことがすぐわかる高齢者歯科医療. 永末書店, 京都, 2008.
2) 上田裕, 須田英明ほか：有病者・高齢者歯科治療マニュアル. 医歯薬出版, 東京, 1996.
3) 長崎県保険医協会：病気を持った患者の歯科治療　改訂版. 長崎保険医協会, 長崎, 2011.
4) 日本歯科麻酔学会：歯科診療における静脈内鎮静法ガイドライン. 日本歯科麻酔学会, 2009.
5) 上田英雄, 武内重五郎：内科学. 朝倉書店, 東京, 1991.
6) 吉本勝彦ほか：歯科医師のための医学ハンドブック（歯界展望 別冊）. 医歯薬出版, 東京, 2014.

第14章 精神障害患者

ここがポイント

❶ 統合失調症を含む精神障害患者の治療は，長期入院から外来通院治療へと変化してきており，したがって一般歯科で治療する機会も増加している．問診により，十分な情報を得て対処する必要がある．必要に応じて主治医に照会する．

● 問診のポイント
- ▶ 受容的に傾聴する態度で臨む
- ▶ 主訴を明確にしておく
- ▶ どのような精神障害か．また，現在の状態を確認する
- ▶ 入院歴の有無
- ▶ 服用薬剤のチェック
- ▶ 理解度や意思疎通がどの程度可能かチェック

❷ 受容・支持・保証の簡易精神療法の原則に従い，無条件の受容の態度で患者の訴えを傾聴する．わかりやすい説明を心がけ，患者の十分な納得のもとに治療を開始する．

❸ 患者の誤った思い込みに対しては，頭ごなしに否定してはならないが，訴えに見合う所見がないときは，検査所見など説明しながら明確にすることも必要である．安易に疑い病名など（例えば，執拗な痛みの訴えに対して，骨髄炎かもしれないなどと説明すること）は厳に慎むべきである．

❹ 抗精神病薬を服用している患者では，**慢性的な低血圧が生じやすい**といわれている．このような患者にエピネフリンを投与すると，＊**エピネフリン反転という現象が生じ重篤な血圧低下を引き起こ**

す可能性があり，局所麻酔に際しては注意が必要である．
❺ 抗精神病薬による錐体外路症状が出現する．運動障害があり，転倒しやすいので注意が必要である．また，顎・口腔領域のジスキネジアや嚥下障害は歯科治療の妨げになるため十分に留意する．
❻ 抗精神病薬の服用により唾液分泌が抑制され，う蝕や歯周病を惹起しやすい．口腔ケアの大切さを十分に説明し指導する．
❹ 統合失調症患者や双極性感情障害（躁うつ病）で病状がコントロールできていない場合（行動異常や妄想・幻覚など）は精神科を有する病院歯科へ紹介するのが得策である．

歯科治療において留意すべき事項

統合失調症・双極性感情障害

❶ 歯科外来を訪れるほとんどの患者は問題なく歯科治療が可能である．
❷ 疾病に伴う意欲低下や抗精神病薬の副作用による錐体外路症状・口腔乾燥などにより口腔衛生の著しい悪化がみられる．口腔ケアが重要である．
❸ 妄想や幻覚体験，衝動的な興奮を示す患者もあり，治療には余裕をもって，受容的態度で患者の訴えを聞き，十分説明・納得のうえで治療を開始することが重要である．トラブルの回避のためには，ひとつひとつの処置について丁寧に説明するのがよい（例えば，歯科治療で盗聴用のマイクロチップを埋め込まれたなどの妄想を抱く患者もいる）．

---

*エピネフリン反転
　α_1 受容体拮抗薬投与後にエピネフリンを静脈内注射するとエピネフリンの血圧上昇作用が血圧下降作用に反転する現象．血管壁に存在する α_1 受容体および β_2 受容体はともにエピネフリンに対する受容体として機能している．α_1 受容体にエピネフリンが結合すると血圧上昇を示すが，一方 β_2 受容体へのリガンドの結合により血圧下降作用を示す．通常では α_1 受容体を介した作用が有意なためエピネフリンの投与により血圧上昇を示す．しかし，α_1 受容体拮抗薬の存在下では β_2 受容体を介した作用が有意となり血圧下降が生じる．抗精神病薬には α 遮断作用をもつ薬剤が多い．

❹ エピネフリン反転を起こしやすい薬剤（表1）を服用している場合が多いので，局所麻酔時には注意が必要である．血圧をモニターしながら，エピネフリン含有局所麻酔薬を少量使用するか，あるいはエピネフリンを含まない局所麻酔薬を使用する（参照 歯科用局所麻酔薬の種類 p.115）．
❺ 咽頭反射が抑制されているため，誤嚥しやすいことに留意し処置を行う．
❻ チェアタイムはできるかぎり短縮する．
❼ 統合失調症で陽性症状（精神運動興奮で，いらいら，不眠，不安，幻覚，妄想，思考滅裂など）が強い場合や，双極性感情障害で著しく躁状態の場合は治療を避け，精神科のある病院歯科に紹介するのが望ましい．

うつ病

❶ うつ病患者には病識があり，すでに治療を受けている場合が多いが，ときに口腔顔面領域の身体症状（慢性疼痛，顎関節症状，咬合異常など）を主訴に歯科医院を受診した患者の中にうつ病が隠れている場合がある（仮面うつ病）．うつ病の基本的症状（表2）を理解し，見逃すことがないよう留意する．このような場合，心身相関について丁寧に説明し，うつの治療を優先

表1　エピネフリン反転を起こしやすい抗精神病薬
エピネフリン添付文書では，フェノチアジン系およびブチロフェノン系抗精神病薬，$\alpha 1$遮断薬使用患者にはエピネフリン使用禁忌となっている．

種　類		商品名（一般名）
第一世代	フェノチアジン系	フルメジン®（フルフェナジン） ピーゼットシー®（ペルフェナジン） ウインタミン®，コントミン®（クロルプロマジン） ニューレプチル®（プロペリシアジン）
第一世代	ブチロフェノン系	セレネース®（ハロペリドール） スピロピタン®（スピペロン） プロピタン®（ピパンペロン）
第二世代	SDA	リスパダール®（リスペリドン） ルーラン®（ペロスピロン） ロナセン®（ブロナンセリン）
第二世代	MARTA	クロザリル®（クロザピン） セロクエル®（クエチアピン） ジプレキサ®（オランザピン）
第三世代	DA partial agonist	エビリファイ®（アリピプラゾール）

しなければならないことを理解させる必要がある．
❷ うつ病患者は本来几帳面な性格で，適応能力も低下しているため，咬合が著しく変化するような治療（義歯の新製，ブリッジの装着など）は病状の改善を待って開始すべきである．また，治療上必要な指示などがうつ病患者にとって大きな重荷になることがあり注意を要する．
❸ 三環系抗うつ薬（表3）は抗コリン作用が強く口腔乾燥をきたしやすい．

神経症性障害

❶ ICD-10やDSM-5の分類では神経症という用語は使用しなくなったが，こ

表2　うつ病の症状

- 基本的欲求の異常
- 食欲の異常（主に食欲不振）
- 性欲減退
- 排泄欲の異常（便秘）
- 体重変化（主に体重減少）
- 睡眠障害（主に不眠）
- 憂鬱
- 意欲の低下
- 疲労感
- 興味の喪失　　など

表3　抗うつ薬の種類

種　類	商品名（一般名）
三環系	アモキサン®（アモキサピン） ノリトレン®（ノルトリプチリン） トリプタノール®（アミトリプチリン） スルモンチール®（トリミプラミン） イミドール®，トフラニール®（イミプラミン） アナフラニール®（クロミプラミン） プロチアデン®（ドスレピン） アンプリット®（ロフェプラミン）
四環系	ルジオミール®（マプロチリン） テシプール（セチプチリン） テトラミド®（ミアンセリン）
SSRI	デプロメール®，ルボックス®（フルボキサミン） パキシル®（パロキセチン） ジェイゾロフト®（セルトラリン）
SNRI	トレドミン®（ミルナシプラン） サインバルタ®（デュロキセチン）
NaSSA	リフレックス®，レメロン®（ミルタザピン）

表4　神経症性障害患者の特徴

- 多弁, 他罰的
- 訴えに見合う所見のない多彩な身体症状
- 原因不明の疼痛
- 自己中心的な執拗な訴え（しばしば受診し, なかなか帰らないなど）
- ドクターショッピングし, 前医の非難
- 医療不信, 医師への攻撃（医療従事者をやり込めることが目的化している場合がある）

のような患者が歯科を訪れた場合, 最も対処が困難となる.

❷ 患者の訴えは受容的な態度で傾聴しなければならないが, 神経症性障害患者の特徴（表4）をよく理解し, 主訴と合致する異常所見がなければ性急に歯科処置を開始しないことが肝要である. 処置行為が攻撃の対象になることがある.

❸ 精神科を有する病院歯科に紹介するのが望ましい.

専門医からのメッセージ

- うつ病, 不安障害患者では身体感覚過敏, 認知の歪みが一般的にみられる. そのため病状が不安定な場合, どんなに完璧な治療をしても治ったとは感じることができず, 治療への不満・不信につながることがしばしばある.
- 満足させるために過剰な要求に応じるよりも限界を設定し,「ここまではできる」「これ以上はかえって悪化する. 負担になる」ということを明示するほうが治療的対応となる.
- 月単位でほぼ毎日みられる日中も寝れない不眠, 体重減少はうつ病の典型的症状で, この2つの症状のある患者に不定愁訴がみられる場合は仮面うつを強く疑う.

■ 参考文献
1) 上田祐　監修：高齢者歯科医療マニュアル. 永末書店, 京都, 1992.
2) 小谷順一郎, 田中義弘：知りたいことがすぐわかる高齢者歯科医療. 永末書店, 京都, 2008.
3) 加藤伸勝：精神医学　第9版. 金芳堂, 京都, 2002.

第15章 血液疾患患者

1 白血病患者

ここがポイント

❶ 寛解期，安定期には在宅で療養している場合がほとんどであり，一般歯科を受診する場合が多い．問診により状態を把握するとともに，必ず主治医に照会し，病診連携を密にする．

● 問診のポイント
- ▶ 白血病の種類の把握
- ▶ 体調の把握（疲労感や発熱，出血傾向の有無）
- ▶ 地固め療法や維持療法を行っている場合のスケジュールのチェック
- ▶ 急性白血病の寛解期か，慢性白血病の安定期かの確認
- ▶ 造血幹細胞移植を行ったか，または予定があるかの確認

❷ 急性白血病の寛解期，慢性白血病の安定期にはほぼ通常の歯科治療が可能である．
❸ 観血処置においては感染予防処置を行う．
❹ 化学療法時，症状再燃時に口腔内環境が悪化しないよう口腔ケアを継続する．抜歯などの観血処置は化学療法前に計画する．
❺ *造血幹細胞移植が計画されている場合は，無菌化の一環として，口腔内感染巣を可能な限り除去する（表1）．

❻ 同種移植後には移植片対宿主病（GVHD）が口腔内にも症状発現する可能性があり（表2），また免疫抑制剤を服用していることにも留意する必要がある．
❼ 口腔内出血症状や歯肉腫脹が白血病診断の契機になることがある．白血病が疑われる場合はただちに血液専門医に紹介する．

表1　造血幹細胞移植前に行うべき歯科処置および指導

①感染源となる歯の抜去または治療
　▶感染根管歯の根管治療あるいは抜歯
　▶歯冠周囲炎のある智歯や埋伏歯の抜去
　▶進行歯周病で感染コントロールの困難な歯の抜歯（歯周ポケット6mm以上，分岐部病変など）
　▶う歯の保存治療
②不良補綴物・充填物，矯正装置の除去
③歯の鋭縁削合
④歯石除去，口腔ケアに関する指導

表2　GVHDにおける口腔内病変（広汎型慢性GVHD患者の大多数にみられる．）

▶扁平苔癬様病変	▶唾液腺萎縮
▶紅板症	▶口腔乾燥
▶白板症	▶味覚異常　など
▶粘膜萎縮	

*造血幹細胞移植
　骨髄移植，末梢血幹細胞移植，臍帯血移植に分類され，さらに他者から提供を受ける同種移植と自家移植にわけられる．白血病，骨髄異形成症候群には，同種移植が行われる．

白血病とは

白血病は，臨床経過から週の単位で急速に増悪する「急性白血病」と年の単位で緩徐に進行する「慢性白血病」に分類される．また，腫瘍化する細胞の種類から，骨髄系細胞の腫瘍である「骨髄性白血病」とリンパ系細胞の腫瘍である「リンパ性白血病」に分類される．白血病の年間発症率は5～8人/10万人であり加齢とともに増加する．日本人では急性骨髄性白血病が全体の約50％，急性リンパ性白血病，慢性骨髄性白血病がそれぞれ20～25％を占める．慢性リンパ性白血病は5％以下と少ない．

骨髄異形成症候群（MDS）について

後天的に生じる異常造血幹細胞によるクローン性疾患である．血球が異形成を呈し，臨床的には無効造血による血球減少と前白血病状態という特徴をもち，約1/3が急性骨髄性白血病に移行する．

歯科的には，主治医に対診し，貧血，易感染性，出血傾向の有無を確かめ，方針を決定する．

歯科治療において留意すべき事項

完全寛解状態/安定期

- ■急性白血病：末梢血液中に白血病細胞（芽球）を認めず，骨髄中にも芽球が5％以下で，かつ正常造血が回復した状態（完全寛解）．
- ■慢性骨髄白血病：ほとんど自覚症状のない時期（安定期＝慢性期）．
- 一般の患者とほぼ同様の歯科治療が可能である．
- 麻酔抜髄を含め観血処置時には抗菌薬の予防投与を行う．
- 定期検診を行い口腔環境を良好に保つ．

非完全寛解期/移行期・急性転化期

■急性白血病：上記完全寛解に至らない状態
■慢性骨髄性白血病：慢性期から進展した移行期や急性転化期

- 好中球減少（1,000/μL以下）では易感染性であり，血小板数減少（5万/μL以下）では出血傾向がみられるため，一般歯科医院での治療は避け，病院歯科に紹介する．

造血幹細胞移植後

- 心理面に配慮する．
- 免疫抑制剤が投与されているため，麻酔抜髄を含む観血処置時には抗菌薬の予防投与が必要である．
- GVHDによる皮膚，消化管，肝臓などの機能障害が生じていないかどうかをチェックし，薬剤の投与などに留意する．
- 粘膜にも病変が形成されることが多く，口腔カンジダ症を発症するリスクが高いため留意する必要がある．

専門医からのメッセージ

- 急性白血病でも完全寛解中であれば，血液の異常は軽度で全身状態は安定している．
- 慢性骨髄性白血病は，近年，イマチニブ（グリベック®）などの薬の登場により予後は飛躍的に改善した．
- 上記の患者であれば，歯科治療にほとんどリスクはない．
- 口腔内の出血傾向や歯肉腫脹が急性白血病の初発症状ということがある．そのような場合は，血液専門医に至急の紹介が必要である．

2　貧血患者

ここがポイント

① 問診により貧血の病態を把握する.

● 問診のポイント
- ▶ 貧血の種類（鉄欠乏性貧血，二次性貧血，再生不良性貧血，悪性貧血，溶血性貧血など）
- ▶ 貧血の程度（表3）
- ▶ 白血球や血小板の減少の有無
- ▶ 出血傾向の有無（表4）

② デンタルショックを惹起しやすいので，歯科治療時のストレスを最小にするための配慮が必要である.

③ 貧血の種類によっては白血球減少や血小板減少を伴う場合があり，感染予防や出血に対する対応が必要である.

④ 自己免疫性溶血性貧血ではステロイド剤や免疫抑制剤を使用していることがあり，注意を要する.

⑤ 慢性感染症，リウマチ性疾患，肝疾患，腎疾患などの疾患があれば，二次性貧血が生じている可能性がある.

⑥ ヘモグロビン量が 8 g/dL 以下になると，動悸や息切れなどの循環器症状，めまいやふらつきなどの脳虚血症状が出現しやすいので，歯科治療を行う目安は 8 g/dL 以上とする.

⑦ 貧血をきたす原因として，消化管出血が考えられる時には，鎮痛剤などの薬剤投与に留意しなければならない.

⑧ 慢性貧血では，口腔粘膜の発赤・疼痛や舌乳頭萎縮をみることがある.

表3 ヘモグロビン濃度による貧血の基準（WHOによる）

	基 準
成人男性	13 g/dL 未満
成人女性，小児（6歳～14歳）	12 g/dL 未満
妊婦，幼児（6カ月～6歳）	11 g/dL 未満

表4 貧血と出血傾向が同時にみられる疾患

- ▶再生不良性貧血
- ▶骨髄異形成症候群
- ▶白血病
- ▶多発性骨髄腫

貧血の種類

鉄欠乏性貧血

鉄欠乏により，赤芽球のヘモグロビン合成が低下して起こる貧血．一般には慢性の出血により生じる．慢性消化管出血，痔出血，子宮筋腫などによる過多月経が原因として多い．症状は，労作時息切れ，易疲労感，頭痛，めまい，氷かじり，スプーン状爪，舌乳頭萎縮，舌炎，口角炎，嚥下障害などである．

二次性貧血

慢性感染症，悪性腫瘍，リウマチ性疾患，肝疾患，腎疾患などが原因で生じる貧血．

再生不良性貧血

骨髄における造血幹細胞レベルの障害により生じる．骨髄の低形成と末梢血中の赤血球，白血球，血小板の3系統の血球減少（汎血球減少）を呈する．症状は貧血，易感染性，出血傾向である．

悪性貧血（巨赤芽球性貧血のうち，自己免疫が関与する胃粘膜萎縮による貧血）

ビタミン B_{12} 欠乏が原因．貧血症状，消化器症状，神経症状などが出現するが，ビタミン B_{12} 補充療法が著効する．「悪性」という名前がついているが，全くの良性貧血といえる．

溶血性貧血

　何らかの原因により赤血球の破壊が亢進し，貧血をきたした疾患の総称である．代表的疾患は自己免疫性溶血性貧血である．

歯科治療において留意すべき事項

ヘモグロビン8g/dL以上で，白血球や血小板の減少がない場合

- 通常の歯科治療が可能であるが，十分な治療時間をとり，急激な体位変換を避ける．

ヘモグロビン8g/dL未満で，白血球や血小板の減少がない場合

- 貧血の改善が可能であれば，その治療を先行する．貧血改善後は通常の歯科治療が可能である．
- 貧血の改善が見込めなければ応急処置にとどめ，病院歯科に紹介する．

ヘモグロビン8g/dL未満で，白血球や血小板の減少がある場合

- 一般歯科の治療は白血球数2,000/μL（好中球数1,000/μL以上），血小板数5万/μL以上を目安とする．
- 感染や出血のリスクが高いので，ただちに病院歯科に紹介する．

専門医からのメッセージ

- 貧血で最もよくみられるのは鉄欠乏性貧血である．
- ヘモグロビンが8g/dL以上で安定していれば，歯科治療のリスクは低い．
- ヘモグロビンが8g/dL以下でもゆっくり進行して自覚症状に乏しい場合は，歯科治療のリスクは必ずしも高くない．
- 貧血だけでなく好中球減少や血小板減少を伴う場合は，注意が必要である．

3 特発性血小板減少性紫斑病（ITP）患者

ここがポイント

❶ 問診により病態を把握する．必要があれば主治医に対診する．

● 問診のポイント
- 急性型か慢性型かの確認
- 出血傾向の程度の把握
- 血小板数（表5）
- ステロイド剤や免疫抑制剤使用の有無

❷ **急性型においては基本的に歯科治療は禁忌**であり，原疾患の治療を優先する．

❸ 慢性型では血小板数を把握し，歯科治療の適応を決定する．5万/μL以下の場合，止血困難となった際には血小板輸血が必要となる例があり，**一般歯科医院で観血処置を行う目安は5万/μL以上**に設定するのが妥当と考えられる．

❸ 口腔内の出血症状（粘膜下出血，口腔粘膜血腫，歯肉自然出血）が特発性血小板減少性紫斑病（ITP）発見の契機になることがある．疑われる場合はただちに血液専門医に紹介する．

特発性血小板減少性紫斑病（ITP）とは

免疫学的機序による血小板の破壊亢進の結果，血小板減少と出血傾向をきたす疾患．発症から6カ月以内の急性型とそれ以後遷延する慢性型に分類される．

表5　血小板数と手術適応

血小板数	適応
15万〜35万/μL	正常血小板数
10万/μL以下	血小板減少症
7万/μL以上	頭蓋内や眼内手術の目安
5万/μL以上	待機的手術の目安
3万/μL以下	観血的手術のリスクは大きい
5000/μL以下	絶対的止血困難で適応なし

歯科治療において留意すべき事項

急性型特発性血小板減少性紫斑病（ITP）

- 原疾患の治療を優先し，歯科治療は禁忌である．
- 口腔内出血がある場合は，ただちに病院歯科に紹介する．

慢性型特発性血小板減少性紫斑病（ITP）で血小板数が5万/μL以下の場合

- 一般歯科治療は可能だが，血圧上昇による出血のリスクがあるため，ストレスを可能な限り少なくする．特に3万/μL以下では脳内出血の危険もあり，病院歯科に紹介するのが望ましい（通常，血小板数2〜3万/μLであれば，口腔内小手術の止血は可能である）．
- NSAIDsは血小板機能に影響を及ぼすので，最小量の投与にとどめる．
- ステロイド剤を長期服用している場合もあり，そのリスクを把握し対策する（参照 ステロイド剤使用患者の項p.33〜）．
- アスピリンの使用は禁忌である．
- 口腔内の観血処置を行う場合は，必ず十分な局所止血処置を行う必要がある（参照 異常出血に対する対応の項p.16〜）．

慢性型特発性血小板減少性紫斑病（ITP）で血小板数が5万/μL以上の場合

- ほぼ通常とおりの歯科治療が可能である．
- 口腔内の観血処置を行う場合は，局所止血処置を十分に行う．

専門医からのメッセージ

- ITPでは血小板5万/μL以上あれば，口腔内の観血処置にまず問題ない．
- 播種性血管内凝固症候群（DIC）のように血小板減少だけでなく凝固異常もあると，血小板数が5万/μL以上でも観血処置のリスクは高い．
- ITPでは長期ステロイド剤を使用し，BP製剤を併用していることがある．歯科処置に関連して生じる顎骨壊死に注意が必要である．

4 血友病患者

ここがポイント

❶ 問診により病態を把握する．必要あれば主治医に対診する．

● 問診のポイント
  ▶ 血友病AかBかの確認
  ▶ 出血傾向の程度の把握
  ▶ 他の感染症の合併の有無

❷ 補綴処置や保存処置は一般歯科でも可能であるが，伝達麻酔は避け，歯の切削時に軟組織を損傷しないよう注意しなければならない．
❸ 観血処置は，小手術であっても補充療法が必要であり，病院歯科に依頼する．
❹ 血友病患者はHIV抗体陽性率が高いので，十分な感染防止対策が必要である．肝炎ウイルスなども同様である．
❺ 口腔内止血困難が血友病発見の契機になることがある．深部出血と一度止血しても再出血を繰り返すのが特徴である．

血友病とは

　第Ⅷ因子（血友病A）あるいは第Ⅸ因子（血友病B）の活性が先天的に低下し，出血傾向をきたす遺伝性疾患である．血友病A対Bは5：1である．伴性劣性遺伝で，ほとんどの患者は男性である．深部出血を繰り返す．

歯科治療において留意すべき事項

保存処置・補綴処置

- 抜髄処置を含め原則可能であるが，伝達麻酔は避け，局所麻酔もできる限り付着歯肉部に刺入点を設ける．

観血的処置

- 手術の大小にかかわらず，凝固因子製剤の補充療法が必要になるため，病院歯科に紹介する．

口腔内出血時

■咬傷や歯科治療に伴う歯肉出血など
- 圧迫止血，トラネキサム（トランサミン®）の投与
- 止血しなければ，血液専門医に紹介する．

■舌，小帯，口唇裂傷など
- 縫合など局所処置を行い，血液専門医に紹介する．

専門医からのメッセージ

- 血友病はまれな先天性疾患である．
- 非観血的処置は可能であっても，観血処置が必要な場合は血液専門医のいる病院歯科への紹介が必要である．

■ 参考文献

1) 医療情報科学研究所：病気がみえる vol.5 血液．メディックメディア，東京，2008．
2) 日本がん治療認定医機構教育委員会：がん治療認定医教育セミナー テキスト 第6版．日本がん治療認定医機構，東京．
3) 上田裕 監修：高齢者歯科医療マニュアル．永末書店，京都，1992．
4) 長崎県保険医協会：病気を持った患者の歯科治療 改訂版．長崎保険医協会，長崎，2011．
5) 輸血製剤の使用指針（改訂版）―血小板濃厚液―．日本赤十字社 血液事業本部 医薬情報課．
6) 化血研提供資料

第16章 皮膚科疾患患者

掌蹠膿疱症

ここがポイント

1. 歯性病巣感染や歯科用金属アレルギーが原因ではないかと紹介され歯科医院を受診することがあるので，掌蹠膿疱症の病態について十分理解し，主治医と対診しながら口腔内原因の除去につとめる．
2. 歯科医院受診時に掌蹠膿疱症を疑う症状がみつかった場合には，白癬の鑑別も含めて専門科（皮膚科）に診断を依頼する．
3. 口腔内に金属による保存修復物や補綴物がみられた時には，使用金属の成分を推測し，金属アレルギーをスクリーニングするために，金属パッチテストを行う．パッチテストの結果，歯科用金属が原因である可能性がある場合には，患者に説明・同意のうえ，可能な限り適正な歯科材料に置換する．自院でテストができない場合は皮膚科に依頼する．
4. 歯性病巣感染が疑われる所見がある場合にも，十分に説明したうえで，慢性感染症の除去につとめる．

掌蹠膿疱症とは

両側手掌および足底に多数の無菌性膿疱が急に出現し，紅斑，落屑，角質化

を伴い，寛解・増悪を繰り返す．症状は比較的軽微で，痒み程度とされている．約10％に胸肋鎖骨関節，脊椎に関節炎を併発する．原因については不明な点も多いが，慢性扁桃炎，歯性感染症などの病巣感染や歯科用金属やアクセサリーなどによる金属アレルギーとの関連が示唆されている．ビタミンの一種であるビオチンの不足も原因とされている．喫煙との関連もあるとされている．手足白癬を鑑別する必要があり，治療はステロイド剤，活性型ビタミンD3外用薬を用いる．マクロライド系，もしくはテトラサイクリン系抗菌薬やビタミンA製剤の内服を行うこともある．ビオチン療法を行うこともある．

金属アレルギーについて

アレルギーを惹起しやすい金属としては，パラジウム，水銀，ニッケル，コバルト，クロム，錫があげられるが，銅，金，白金，鉄，イリジウム，インジウム，カドミウム，モリブデン，亜鉛，アンチモン，マンガンなどでも生じるとされている．口腔内に装着された金属は，イオン化して溶出し，唾液，口腔細菌，血液などのタンパクと結合して抗原性を獲得する．

歯科用金属（表1）による発症率は低く，明確な症状が出現しなかったり，慢性的な症状であったりするため確定が困難な場合がある．歯科用金属により引き起こされる可能性のある疾患として，扁平苔癬，掌蹠膿疱症，じん麻疹，クインケ浮腫，汗疱状皮膚炎，自家感作性皮膚炎，口内炎，舌炎，口唇炎などがある．

金属パッチテストの方法と判定

鳥居薬品株式会社から17種類のパッチテスト試薬が発売されており，液体のものと一部軟膏状のものがある．試験紙に1滴滴下するか少量の軟膏を塗布し，皮膚に48時間（2日間）貼付し，剥がしてから30分から1時間後および1日後に判定する．金属の場合は刺激反応とアレルギー反応の区別のため，剥がしてから5日後にも同様に判定する（表2）．試薬を貼付中2日間の入浴は禁止する．

表1　歯科用合金の成分（*イオン化傾向の低いもの）

▶金（Au）*	▶水銀（Hg）	▶錫（Su）
▶白金（Pt）*	▶ニッケル（Ni）	▶チタン（Ti）
▶パラジウム（Pd）*	▶ジルコニウム（Zr）	▶クロム（Cr）
▶銀（Ag）*	▶銅（Cu）	▶ルテニウム（Ru）
▶ガリウム（Ga）	▶イリジウム（Ir）*	▶鉄（Fe）
▶ケイ素（Si）	▶亜鉛（Zn）	▶その他（微量に含まれている可能性）
▶コバルト（Co）	▶インジウム（In）	

表2　金属パッチテストの判定基準

判　定	皮膚の状態
−	反応なし
？＋	弱い紅斑
＋	紅斑＋浸潤＋時に丘疹
＋＋	紅斑＋浸潤＋丘疹＋小水疱
＋＋＋	大水疱

専門医からのメッセージ

- 掌蹠膿疱症は喫煙中の中年女性に好発する．
- 金属パッチテスト7日目判定で陽性であれば，有意な陽性反応である．
- パッチテスト陽性金属が歯科材料に使用されていても，除去後皮膚症状が改善しない例もあることを説明する必要がある．
- 口腔扁平苔癬や舌痛症でも金属アレルギーの関連を疑う．

■ 参考文献

1) 長崎県保険医協会：病気を持った患者の歯科治療　改訂版．長崎保険医協会，長崎，2011．
2) 澤村大輔：やさしい皮膚科学．診断と治療社，東京，2009．
3) 皮膚科診療プラクティス　6　アトピー性皮膚炎．文光堂，東京．
4) パッチテスト試薬金属　添付文章．鳥居薬品株式会社．

第17章 放射線治療患者

ここがポイント

1. 放射線治療による障害には，急性障害と晩発障害がある．
2. 放射線の照射部位により，臓器特異的な副作用も出現することに留意する．
3. 放射線の照射部位の組織は永年にわたり創傷治癒不全が生じると考えなければならない．
4. 口腔や咽頭が照射部位に含まれている場合，粘膜炎による疼痛・嚥下障害・二次感染，味覚障害，唾液分泌低下，多発う蝕，顎骨壊死などの障害が生じるか，またはその可能性がある．
5. 頭頸部が照射野である場合，口腔領域の副作用の軽減につとめ，放射線治療が完遂できるよう最大限のサポートをする必要がある．20 Gy照射したころより粘膜炎が出現することを知っておく．
6. 放射線治療の中断はその効果を半減させることを認識しておく必要がある．放射線治療開始4±1週間目頃より腫瘍の倍加時間（2倍の大きさになる時間）は短縮するといわれている．頭頸部がんや子宮頸がんの根治治療目的で照射を開始した場合20 Gy照射以降の中断は生命予後に影響する．
7. 頭頸部がんに対する放射線治療の中断の原因は，おもに口内炎の重症化に伴う痛みと摂食障害であり，重症化の原因は口腔細菌による二次感染である．
8. 口内炎の重症化を防ぐためには，口腔内を清潔に保持し，細菌数を減少させることが決定的に重要であることを，患者に十分認識させ，協働で口腔ケアを行う．
9. 必要に応じて，含嗽剤，粘膜保護剤，保湿剤，鎮痛剤などの対症

療法薬を処方する．
❿ 摂食障害の兆候がみられた場合には，病院歯科に紹介するのが望ましい．

● 問診のポイント（放射線医に照会が必要）
  ▶ 原疾患と現在の病態の確認
  ▶ 照射部位の確認（顎骨が照射野に含まれているか）
  ▶ 照射線量（予定照射線量，照射中の場合の現在照射線量，治療終了後総線量）
  ▶ 照射時期の確認
  ▶ 口腔内の自覚する症状の有無

歯科治療において留意すべき事項

頭頸部放射線治療前

- 放射線顎骨壊死の発症を可能な限り予防するために，感染源になる可能性のある歯はあらかじめ治療するか，抜歯をしておく．抜歯に際しては，骨鋭縁の除去や創の閉鎖が望ましい．
- 照射野に直接含まれる金属冠は散乱線による粘膜炎の重症化を防ぐために除去しておくのが望ましい．
- 周囲健常組織への余分な照射を避けるため，照射野を考慮に入れた歯科用レジンを用いてスペーサーを作製・装着するのが望ましい．放射線医との対診が必要である（照射位置決定後の装着は線量分布に変化をきたすため不可）．
- スケーリング，PTCを行うとともに，口腔ケアを継続する．

頭頸部放射線治療中

- 歯科治療は基本的には応急処置にとどめる．
- 定期的に口腔ケアを行い，口内炎の重症化予防につとめる．同時に，刺激の少ない含嗽剤（アルコール含有含嗽剤は避ける）でうがいを励行させる．

- 口腔内の保湿対策が重要である．保湿剤や人口唾液の使用を勧める．副交感神経刺激薬（*サラジェン®）の投与も可能である．
- 鎮痛剤の投与がなければ摂食が困難な病態になれば，病院歯科に紹介するのが望ましい．

頭頸部放射線治療後

- 抜歯などの観血処置が必要になった場合には，BP製剤使用患者と同様に顎骨壊死発症予防に留意する（参照 BP製剤，抗RANKLモノクローナル抗体製剤使用患者の項p.20〜）．
- 定期的に口腔ケアを行う．

専門医からのメッセージ

- 頭頸部領域への放射線治療以外では，照射中の歯科処置は基本的に問題ない．
- 頭頸部がんに対する放射線治療による，急性・晩期の有害事象の軽減・予防には，放射線治療期間中から終了後長期にわたる口腔内ケアが重要である．

---

*サラジェン®
　サラジェン®（ピロカルピン）は唯一頭頸部の放射線治療に伴う口腔乾燥症状の改善に適応を有する薬剤で，唾液線内のムスカリン受容体（M3受容体）を刺激し，唾液分泌を促進する．副作用の頻度は比較的高く，多汗，鼻炎，下痢，頻尿，頭痛，ほてり，嘔気などがある．投与禁忌は，虚血性心疾患，気管支ぜんそく，COPD，消化管膀胱頸部の閉塞，てんかん，パーキンソン病，虹彩炎がある．

第18章 化学療法(分子標的治療を含む)患者

ここがポイント

❶ 化学療法を受けている患者においては，がんを治療している主治医との連携を密にしなければならない．問診で不明な事項については必ず照会する．

● **問診のポイント（主治医からの情報を含む）**
  ▸ 原発部位と治療歴の把握
  ▸ 全身状態，特に化学療法に伴う自覚的副作用の程度
  ▸ 化学療法スケジュール確認（前回の化学療法終了日・次回の化学療法開始日）
  ▸ 白血球数，血小板数，貧血の程度，その他の臓器障害の確認

❷ 時間的余裕があれば，化学療法開始前に口腔内の感染源となるような病巣の除去が望ましい．繰り返し化学療法を行っている場合も，次回治療の直前が最も適時である．抜歯は化学療法開始の5～7日前に行い，できるかぎり閉鎖創とする．

❷ がんと闘っている患者の心情に十分配慮した対応を心掛ける．

❸ 免疫抑制状態にあると考えて対処しなければならない．二次感染の可能性がある処置を行う場合には抗菌薬の予防投与を行う．白血球数は通常，化学療法後1週間から2週間で最低値（Nadir）となる．

❹ 白血球数2,000/μL，好中球数1,000/μL以下の場合は，感染のリスクが高くなる．

❺ 消化管粘膜障害を惹起することが多い．口腔粘膜炎（表1）の重症化の防止における歯科医師の役割は多大である．肝・腎障害や胃・

> 腸粘膜炎がある場合には，抗菌薬や鎮痛剤の投与には配慮が必要である．

歯科治療において留意すべき事項

白血球数2,000/μL，好中球数1,000/μL以上の場合

- 通常の歯科治療は可能であるが，抜歯など観血処置時（表2）には二次感染に留意し，抗菌薬の予防投与を行う．
- 口腔粘膜炎が強い場合は，歯科治療に制限を受ける．粘膜炎の重症化と二次感染を防止するため，口腔ケアを徹底的に行う．

表1　口腔粘膜炎の発症頻度が高い抗癌剤

種　類	商品名（一般名）
抗癌性抗菌薬	ブレオ®（ブレオマイシン），ダウノマイシン®（ダウノルビシン）　コスメゲン®（アクチノマイシンD），アドリアシン®（ドキソルビシン）
代謝拮抗剤	メトトレキサート，5-FU（フルオロウラシル）　ティーエスワン®（テガフール・ギメラシル・オテラシルカリウム配合剤）　ゼローダ®（カペシタビン），キロサイド®（シタラビン），ジェムザール®（ゲムシタビン），ハイドレア®（ヒドロキシカルバミド）
アルキル化剤	アルケラン®（メルファラン），エンドキサン®（シクロホスファミド）
トポイソメラーゼ阻害剤	トポテシン®（イリノテカン），ラステット®，ベプシド®（エトポシド）
プラチナ系	ランダ®，ブリプラチン®（シスプラチン）
タキサン系	タキソール®（パクリタキセル），タキソテール®，ワンタキソテール®（ドセタキセル）

表2　化学療法時の抜歯

❶抗菌薬の予防投与を行う．
❷化学療法開始5〜7日前に施行する．
❸必ず，歯槽骨鋭縁をトリミングし，粘膜骨膜弁を作成・一次閉鎖する．
❹抜歯後も，抗菌薬を通常より長めに投与し，治癒状況を慎重に観察する．

- 血小板数が5万/μL以下の場合は観血的処置は避け，病院歯科に紹介する．
- がん治療に伴う臓器障害（特に肝・腎障害）を把握し，薬剤を選択・調整する．

白血球数2,000/μL，好中球数1,000/μL以下の場合

- 通常歯科治療は避けるべきである．急性歯性感染症などで緊急を要する場合には，ただちに主治医に対診するとともに病院歯科に紹介する．

専門医からのメッセージ

- 化学療法による骨髄抑制では，白血球減少による易感染性，貧血，血小板減少による出血傾向が問題になる．
- 白血球減少時の感染症は口腔内病巣が原因になることも多く，化学療法を予定している患者では抜歯や歯周病の治療がきわめて重要になる．

■ 参考文献

1）がん患者歯科医療連携講習会2：がん化学療法，頭頸部放射線療法における歯科治療と口腔ケア．社団法人日本歯科医師会，独立行政法人国立がん研究センター，2013．

第19章 小児疾患への対応

1 アトピー性皮膚炎・小児気管支喘息患者

ここがポイント

❶ アトピー性皮膚炎の患児では，気管支喘息を合併している場合が多い．したがって，アトピー性皮膚炎の患者の診察に際しては，喘息発作の可能性や他のアレルギー症状（接触皮膚炎，クインケ浮腫）発現の可能性にも常に留意する必要がある．

● 問診のポイント
  - アレルゲンが判明しているかどうか確認
  - 気管支喘息の合併の有無およびそのコントロールの状況
  - アスピリンによる誘発の有無
  - 他のアレルギー合併の有無
  - 使用薬剤の確認
  - 普段の喘息発作時の対応

❷ 喘息の既往があれば，発作時の症状確認（小・中・大発作）と普段の発作時の対応を確認しておく．吸入薬などを携帯している場合は治療時にも必ず持参してもらう．

❸ 難治性アトピー性皮膚炎患者では，歯科用金属によって発症している場合もある．

❹ ステロイド剤を常用している場合もあり，注意が必要である（参照 ステロイド剤使用患者の項p.33～）．

小児気管支喘息とは

　さまざまな原因で気道の狭窄を繰り返す疾患で，咳嗽，喘鳴を認める．気道の狭窄は気管支平滑筋の攣縮，気道粘膜の浮腫，分泌過多によって生じ，原因は感染やアレルギーなどによる気道粘膜の炎症と過敏性である．成長とともに自然寛解する場合がほとんどであるが，成人喘息に移行する場合もある．抗炎症薬を中心とする薬物療法が早期より行われるようになってきている．

小児気管支喘息のコントロール状態の評価 (表1)

- コントロール状態を最近1カ月程度の期間で判定する．
- 軽微な症状とは，運動や大笑い，啼泣の後や起床時に一過性にみられるがすぐに消失する咳や喘鳴，短時間で覚醒することのない夜間の咳き込みなど，見落とされがちな軽い症状を指す．
- 明らかな喘息発作とは，咳き込みや喘鳴が昼夜にわたって持続あるいは反復し，呼吸困難を伴う定型的な喘息症状．
- 可能な限りピークフロー（PEF）やフローボリューム曲線を測定し，「良好」の判定には，PEFの日内変動が20％以内，あるいは自己最良値の80％以上，1秒量（FEV_1）が予測値の80％以上，β_2刺激薬反応性が12％未満であることが望ましい（主治医からの結果報告の際に参考にする）．

表1　小児気管支喘息のコントロール状態の評価

評価項目	コントロール状態		
	良好 （すべての項目が該当）	比較的良好	不良 （いずれかの項目が該当）
軽微な症状	なし	（≧1回/月）＜1回/週	≧1回/週
明らかな喘息発作	なし	なし	≧1回/月
日常生活の制限	なし	なし（あっても軽微）	≧1回/月
β_2刺激薬の使用	なし	（≧1回/月）＜1回/週	≧1回/週

（小児気管支喘息治療・管理ガイドライン2013）

- 評価に際し，最近1年間の急性増悪による入院，全身性ステロイド薬投与を必要とした重篤な発作の有無，あるいは症状の季節性変動など，各患者固有の悪化因子（リスク）を考慮して治療方針決定の参考にする．

用意するもの

❶ パルスオキシメーター
❷ 酸素投与装置
❸ 気管支拡張剤（吸入剤）

歯科治療時に留意すべき事項

小児気管支喘息の合併がない場合

- 通常通り歯科治療が可能であるが，治療に際して使用する薬剤のアレルギーについて十分に配慮する．
- 歯科用金属は可能な限り使用しない（金属アレルギーが原因となっている場合がある）．

小児気管支喘息が合併している場合

- 喘息患者の歯科治療は，発作のないコントロールのよい時期に行う（表1～2）．
- できればパルスオキシメーターで酸素飽和度をモニターしながら治療を行うのが望ましい．SpO_2 96％以上を正常値と考える．
- 歯科治療中の心身のストレスにより喘息を誘発する可能性があり注意を要する．
- **テオフィリン（テオドール®）製剤を使用している場合，マクロライド系抗菌薬の使用は避ける**（テオフィリンの血中濃度が上昇する可能性がある）．テオフィリン関連痙攣の報告がある．
- 喘息のコントロールが不良な場合には，病院歯科に紹介するのが望ましい．

表2 治療前の臨床症状に基づく小児気管支喘息の重症度分類

重症度	症状程度ならびに頻度
間欠型	・年に数回，季節性に咳嗽，軽度喘鳴が出現する． ・ときに呼吸困難を伴うこともあるが，β_2刺激薬の頓用で短時間で症状は改善し，持続しない．
軽症持続型	・咳嗽，軽度喘鳴が1回/月以上，1回/週未満． ・ときに呼吸困難を伴うが，持続は短く，日常生活が障害されることは少ない．
中等症持続型	・咳嗽，軽度喘鳴が1回/週以上．毎日は持続しない． ・ときに中，大発作となり日常生活が障害されることがある．
重症持続型	・咳嗽，軽度喘鳴が毎日持続する． ・週に1～2回，中・大発作となり日常生活や睡眠が障害される．
最重症持続型	・重症持続型に相当する治療を行っていても症状が持続する． ・しばしば夜間の中・大発作で時間外受診し，入退院を繰り返し，日常生活が制限される．

(小児気管支喘息治療・管理ガイドライン2013)

歯科治療中に喘息発作を起こした場合

- 普段の対処法に従い吸入薬などを使用するとともに，SpO_2の値をモニターしながら96％以上を維持するよう酸素投与を行う．
- SpO_2 91％以下では大発作と考え，ただちに専門病院に救急搬送する．

専門医からのメッセージ

　小児の気管支喘息は，近年の治療と管理の進歩により良好にコントロールされた状態であれば，安全に歯科治療を行えると考えてよい．ただし，急な呼吸状態の変化には常に気をつけるようにすべきである．

2　先天性心奇形患者

👆 ここがポイント

❶ 問診により現在の病状の詳細を把握する．不明な点は必ず主治医に照会する．

● 問診のポイント
▶ 先天性心奇形の種類（表3）
▶ 手術既往の有無
▶ 現在の病態と心不全，弁異常，不整脈合併の有無と程度

❷ 基本的に感染性心内膜炎の予防処置が必要である．

用意するもの

❶ パルスオキシメーター　　❷ 酸素投与装置

歯科治療において留意すべき事項

手術の必要がない（自然治癒）か，適正な手術時期まで待機のため経過観察している場合

- 比較的症状が軽い場合，歯科治療は可能であるが，感染性心内膜炎の発症予防のための抗菌薬投与は必ず行う必要がある（表4）．
- わずかな侵襲で強いチアノーゼが出現するようであれば，処置を中断し酸素投与を行う．酸素投与で改善しない場合は，その後の処置は病院歯科へ紹介する．
- 強心薬，利尿薬，血管拡張薬などが投与されている場合があり，確認しておく．

表3　先天性心奇形の種類と発生頻度

先天性心奇形の種類	発生頻度	先天性心奇形の種類	発生頻度
心室中隔欠損	32.1%	肺動脈狭窄	3.9%
ファロー四徴	11.3%	両大血管右室起始	2.9%
心房中隔欠損	10.7%	動脈管開存	2.8%
完全大血管転位	4.3%	その他	32.0%

(日本小児循環器学会疫学委員会報告（2654例）より抜粋)

表4　感染性心内膜炎の発症予防のための抗菌剤の予防投与法

▶第一選択
サワシリン®（アモキシシリン）またはビクシリン®（アンピシリン）50 mg/kgを処置前30分から1時間前に内服.

▶第二選択（ペニシリンアレルギーの場合）
ダラシン®（クリンダマイシン）20 mg/kgまたはジスロマック®（アジスロマイシン）15 mg/kgを処置の30分から1時間前に内服.

根治的手術が施行され，ほぼ通常の生活を送っている場合

- 歯科治療は可能であるが，感染性心内膜炎の発症予防のための抗菌薬投与は基本的に行う必要がある（表4）.

姑息的手術が施行されているか，手術が不可能な場合

- 病院歯科へ紹介する.

専門医からのメッセージ

　感染性心内膜炎の予防投与の第一選択はペニシリン系抗菌薬であるが，これは同時にアナフィラキシー反応を起こしやすい薬剤でもある．患者の薬物アレルギーの既往については十分な問診が必要である．

3　川崎病患者

> ### 👉 ここがポイント
>
> ❶ 川崎病患者では，冠動脈の拡大，瘤病変，狭窄，心臓弁膜病変，心筋梗塞などの心臓血管後遺症を有する場合があり，歯科治療上留意しなければならない．問診および主治医との対診で詳細を把握する必要がある．
>
> ● 問診のポイント
> - 発症の時期
> - 治療歴と心臓血管系後遺症の有無
> - 現在の病態
> - 服用薬剤
>
> ❷ **抗血小板薬，抗凝固薬を服用している可能性がある**．Ca拮抗薬やβ遮断薬を服用している場合もある．
>
> ❸ 川崎病既往患者においては，成人期においても心臓血管系病変に罹患しやすいと考えられている．

■ 川崎病とは

　4歳以下の乳幼児に好発する原因不明の疾患で，全身性の血管炎を主たる病態としている．
　以下6つの主要症状のうち，5つ以上の症状を伴うものを本症とする．
❶ 5日以上続く発熱（ただし，治療により5日未満で解熱した場合も含む）．
❷ 両側眼球結膜の充血．
❸ 口唇，口腔所見：口唇の紅潮，いちご舌，口腔咽頭粘膜のびまん性発赤．

❹ 不定形発疹．
❺ 四肢末端の変化：(急性期) 手足の硬性浮腫，手蹠ないし指趾先端の紅斑 (回復期) 指先からの膜様落屑．
❻ 急性期における非化膿性頸部リンパ節腫脹．

ただし，上記6症状のうち，4つの症状しか認められなくても，経過中に冠動脈瘤 (いわゆる拡大を含む) が確認され，他の疾患が除外されれば本症とする．

歯科治療で留意すべき事項

》心臓血管後遺症のない場合

重症度Ⅰ，Ⅱ，Ⅲ (表5) で，弁膜障害，心不全や重症不整脈を合併していない．

- 通常通り，歯科治療を行っても差し支えない．

》心臓血管後遺症がある場合

重症度Ⅳ，Ⅴ (表5)

- 歯科治療によるストレスを可能な限り小さくするよう配慮する．
- 抗血栓療法を受けている可能性が高く，出血傾向の程度を把握し，観血処置

表5 川崎病心臓血管後遺症の重症度分類

重症度	症　状
Ⅰ	拡大性変化のなかった群：急性期を含め，冠動脈の拡大性変化を認めなかった症例
Ⅱ	急性期の一過性拡大群：第30病日までに正常化する軽度の一過性拡大を認めた症例
Ⅲ	Regression群：第30病日においても拡大以上の瘤形成を残した症例で，発症後1年までに両側冠動脈所見が完全に正常化し，かつ，Ⅴ群に該当しない症例
Ⅳ	冠動脈瘤の残存群：冠動脈造影検査で1年以上，片側もしくは両側の冠動脈瘤をみとめるが，かつⅤ群に該当しない症例
Ⅴ	冠動脈狭窄性病変群：冠動脈造影検査で冠動脈に狭窄性病変を認める症例 (a) 虚血所見のない群：諸検査において虚血性所見を認めない症例 (b) 虚血所見を有する群：諸検査において明らかな虚血所見を有する症例

※中等度以上の弁膜障害，心不全，重症不整脈などを有する症例については，各重症度分類に付記する．

時には局所処置を十分行う(参照抗凝固剤,抗血小板剤使用患者の項p.28〜).
- 抗菌薬の予防投与を行うのが妥当である．治療により人工物が血管内に留置されている場合も考慮する(参照循環器疾患患者の項p.46〜).
- 虚血症状，弁膜障害，心不全や不整脈がみられる場合は，その程度にもよるが，無理をせず病院歯科に紹介する．

専門医からのメッセージ

急性期を過ぎた川崎病の心臓血管後遺症の伴わないケースに関しては，歯科治療は通常通り施行できる．しかし，心臓血管後遺症合併例や，病歴・病状の詳細が不明な患者は基本的に病院歯科に紹介すべきである．

4 糖尿病患者

ここがポイント

❶ 小児糖尿病の8割は1型であり，インスリンでコントロール中しばしば低血糖発作が経験されるため，歯科治療中も留意する必要がある．不明な点があれば，主治医に照会する．

● 問診のポイント
- ▶ 1型糖尿病か，2型糖尿病か
- ▶ コントロールの状態は
- ▶ 低血糖発作の既往の有無
- ▶ 合併症の有無

小児糖尿病の治療

- 1型糖尿病→インスリン療法＋食事療法（原則としてカロリー制限はしない．炭水化物，脂肪，タンパク質のエネルギー比を5：3：2とする）
- 2型糖尿病→基本は食事療法と運動療法．コントロールが悪い時には血糖降下剤が使用される．

歯科治療における留意事項

- 低血糖発作の防止のため，空腹時の治療は避ける．歯科治療中低血糖発作を起こした場合は，すみやかに糖分を補給する（参照 糖尿病患者の項p.87〜）．
- 1型糖尿病では，成長のためバランスのよい食事摂取が必要である．歯および口腔の健康維持管理は重要である．
- 易感染性に留意する．
- 糖尿病性腎症を合併している場合は，腎機能を評価し投薬の際に配慮する（参照 腎機能障害患者の項p.134〜）．

専門医からのメッセージ

- 近年，生活様式の変化に伴い，小児でも2型糖尿病の患者が増加している．

5 過敏性腸症候群患者

ここがポイント

❶ 問診により，病態の詳細を把握する．不明な点があれば主治医に照会する．

● 問診のポイント
- 現在の病態（便通異常，腹部膨満感，悪心・嘔吐など）（表6）
- 服用薬剤の把握
- 増悪因子（特定の食物や薬剤など）

❷ 社会心理的ストレスが病態の誘発あるいは増悪に関与していると考えられており，歯科外来においても心身医学的対応が求められる．

❸ 消化器症状の増悪につながるような身体的・精神的ストレスを可能な限り与えないよう配慮する．

表6 Rome Ⅲ日本語訳―排便状況による過敏性腸症候群（IBS）の分類

❶便秘型IBS（IBS-C）	硬便または兎糞状便が25％以上あり，軟便（泥状便）または水様便が25％未満のもの
❷下痢型IBS（IBS-D）	軟便（泥状便）または水様便が25％以上あり，硬便または兎糞状便が25％未満のもの
❸混合型IBS（IBS-M）	硬便または兎糞状便が25％以上あり，軟便（泥状便）または水様便も25％以上のもの
❹分類不能型IBS	便性状異常の基準がIBS-C, D, Mのいずれも満たさないもの

（日本国際消化管運動研究会訳）

表7 投薬例

▶ビオフェルミン®	3歳 1g/日	12歳 2g/日

歯科治療時に留意すべき事項

- 精神的ストレスを軽減するために，受容・支持・保証という心身症治療の基本に沿って対応する．
- 疼痛ストレスを可能な限り軽減するためにも，表面麻酔は必ず併用する．その他，歯科治療中の侵襲を可能な限り低減できるよう配慮する．
- 抗菌薬・鎮痛剤を処方する場合は最小必要量にとどめ，整腸剤や粘膜保護剤を併用する（表7）．
- 投薬後，消化器症状が悪化するような場合は主治医に対診のうえ，薬をすみやかに変更する．

専門医からのメッセージ

　ストレス社会の現代，小児でも増加している症候群である．「歯科治療の最中にトイレに行きたくなったらどうしよう」といった些細なストレスから症状が出現する．事前にトイレの場所を教え，治療途中でもトイレに行けることを説明するだけでも患者の症状緩和に大きな効果がある．

6 ネフローゼ症候群患者

ここがポイント

❶ ステロイド剤や免疫抑制剤（サイクロスポリンAやサイクロホスファミド）が使用されている場合が多く（表8），また低栄養（低蛋白血症）も相まって，免疫力低下の状態にあり，感染を受けやすい．問診による情報収集が不十分な場合，必ず主治医に照会する．

● 問診のポイント
- ▶ 一次性ネフローゼか二次性ネフローゼ（代謝疾患，膠原病，悪性腫瘍）か
- ▶ 現在の病態（食欲不振，下痢など）および低蛋白血症の程度
- ▶ 使用薬剤の種類および使用量
- ▶ 腎機能障害合併の有無

表8 ステロイド剤，免疫抑制剤が使用されている可能性のある疾患

▶若年性関節リウマチ	▶シェーグレン症候群
▶強皮症	▶混合性結合組織病
▶皮膚筋炎・多発性筋炎	▶大動脈炎症候群
▶結節性多発筋炎	▶抗リン脂質抗体症候群など

歯科治療時に留意すべき事項

- 歯科治療のストレスにより，急性副腎機能不全をきたす可能性があるため，ステロイドカバー（表9）の準備を忘らない（参照 ステロイド剤使用患者の項 p.33～）．

表9　ステロイドカバーの目安

| ▶乳幼児：ハイドロコーチゾン　25 mg | ▶学童：ハイドロコーチゾン　50 mg |

- 感染根管処置や抜歯などの観血処置を行う場合，二次感染の予防のため抗菌薬の予防投与が必要である．

専門医からのメッセージ

- 疾患が急性期での歯科治療は緊急の場合を除き避けたほうが無難である．
- やむをえず治療する際には必ず主治医と相談のうえ計画する．

7 扁桃（口蓋扁桃）肥大・アデノイド（咽頭扁桃）肥大患者

ここがポイント

扁桃はリンパ濾胞の増殖により肥大し，就学年齢から小学高学年にかけて最大となるため，**上気道を閉塞し，鼻呼吸が困難となることがあるため，歯科治療では配慮**しなければならない場合がある．

歯科治療で留意すべき事項

マッケンジーの分類（表10）3度

- 扁桃肥大により鼻呼吸が困難であると予想されるため，注水下での歯科治療は間歇的に行い，頻繁に吸引操作を行なうようにする．
- ラバーダム防湿下での歯科治療は気道狭小化の危険性があり注意を要する．特に笑気鎮静法を応用する場合はリスクが高い．

表10　マッケンジーの分類

1度	前口蓋弓（口蓋舌弓）と後口蓋弓（口蓋咽頭弓）の間におさまるか，後口蓋弓（口蓋咽頭弓）をわずかに超えるもの
2度	1度と2度の間で，中等度肥大
3度	左右の口蓋扁桃が中央でほぼ接するもの

専門医からのメッセージ

扁桃アデノイドはおおむね7歳をピークに自然に小さくなっていく．マッケンジーの分類で3度の肥大があり，いびきを伴う児では，睡眠時無呼吸症候群の可能性もあるので，専門医への受診をすすめる．

8 発達障害患者

ここがポイント

1. 面接により，実際の生活適応能力（学習領域，社会性領域，生活自立領域）の高低を把握し，通常の歯科治療が可能かどうかを推測する．
2. 新しい環境への適応やコミュニケーションの確立が困難なため，歯科治療を開始するにあたっては，通院，診療室という新しい環境に慣れさせることから始める．その後，歯科治療を想定したトレーニングを行う．

発達障害について

発育期の脳に何らかの要因が加わり脳の発達が阻害された結果，運動，行動，コミュニケーションあるいは社会性の障害をきたした状態（表11）．

表11 発達障害の種類

種類	症状
知的障害	意味理解の困難性
自閉症スペクトラム障害（広汎性発達障害）	社会性の困難性
注意欠陥多動性障害	行動の問題
学習障害	特定の領域における学習困難

歯科治療で留意すべき事項

歯科治療についての説明をある程度理解でき，チェアタイムを取ることができる場合

- 急な変化を嫌がる傾向があるので，あらかじめ変化が予測できるよう予定を具体的に伝える．
- 家族あるいは付き添いにチェアサイドに帯同してもらう．
- チェアタイムはできるだけ短くする．
- ある特定のことにこだわる傾向がみられるため，できるだけ患者の意に沿うよう配慮する．

歯科治療についての理解が進まない場合

- 無理に抑制をせず，鎮静下あるいは全身麻酔下に歯科治療を行う．入院管理も困難を伴うため日帰り歯科治療が望ましい．基本的に病院歯科に依頼する．

専門医からのメッセージ

　多忙な日常診療のなかで，発達障害児の治療のために大きな時間を割くのはなかなか困難であろうが，時間をかけて患児との信頼関係を築くことは結果として治療の効果を上げることにつながる．家族も日頃の療育で疲れ切っていることが多い．ぜひ，温かい目でみてあげてほしい．

■ 参考文献

1）長崎県保険医協会：病気を持った患者の歯科治療　改訂版．長崎保険医協会，長崎，2011．
2）皮膚科診療プラクティス　6　アトピー性皮膚炎．文光堂，東京．
3）厚生労働省医薬食品安全対策課：小児気管支喘息の薬物療法における適正使用ガイドライン．平成17年度研究．
4）日本アレルギー学会誌　12：293-298，1998．
5）内山聖　監：標準小児科学　第8版．医学書院，東京，2013．
6）特集川崎病up to date．小児科12　Vo.53，No.13，1771-1803，金原出版，2012．
7）川崎病心臓血管後遺症の診断と治療に関するガイドライン（2013年改訂版）．日本循環器学会ほか：循環器病の診断と治療に関するガイドライン（2012年度合同研究班報告）．
8）和気裕之　他：有病者歯科ポケットブック　全身疾患 VS 歯科治療．デンタルダイヤモンド，東京，2013．
9）本郷道夫：RomeⅢを日本語で解釈する．第5回　日本神経消化器病学会　ランチョンセミナー，2006．
10）日本内分泌学会　診療指針作成委員会：副腎クリーゼを含む副腎機能低下症の診断と治療に関する指針（最終版），2013．
11）森崎市治郎　他　編著：障害者歯科ガイドブック．医歯薬出版，東京，2009．

巻末付録

表　歯科医院に常備しておきたい救急薬品

商品名 (一般名)	用　量	適応病態	使用法
アトロピン注®シリンジ (アトロピン硫酸塩水和物)	0.5 mg/シリンジ	デンタルショック	皮下注，筋注，静脈注
ソル・コーテフ® (ヒドロコルチゾン)	100 mg/A，250 mg/A 500 mg/A	急性副腎機能不全 急性循環不全および ショック状態	筋注，静注，点滴静注
ミオコール®スプレー (ニトログリセリン)	0.3 mg/1噴霧	歯科治療中の急激な 血圧上昇	口腔内に一回噴霧
エピペン® (アドレナリン)	0.15 mg/シリンジ 0.3 mg/シリンジ	アナフィラキシー ショック	筋注
セルシン® (ジアゼパム)	5 mg/A，10 mg/A	けいれん発作	筋注，静注
ポララミン® (d-クロルフェニラミン マレイン酸塩)	5 mg/A	アレルギー	皮下注，筋注，静注
エホチール® (エチレフリン塩酸塩)	10 mg/A	低血圧	皮下注，筋注，静注
ヴィーン®F輸液など (酢酸リンゲル液)	500 mL/バッグ	循環血液量減少	点滴静注

おわりに

　最後までお読みいただいて，本書「歯科チェアサイドマニュアル」がユニークな本であることに気がつかれましたでしょうか．

　まずユニークな点は，全身疾患の診療を医科の医師ではなく，歯科医師が一人でまとめたということです．病院歯科医として長年の経験のある和田健先生が，全身疾患のある患者が開業歯科を受診した場合を想定してまとめられました．「歯科医師が医科の診療をまとめる」その作業がどれほど大変なことか．自分の専門分野を執筆するならまだしも，専門外の分野に踏み込むのには大変な勇気がいります．和田先生の並々ならぬ勇気と熱意が込められた本なのです．

　2つ目のユニークな点．それは歯科と医科のコラボレーションが結実した本だということです．和田先生がまとめられた労作を，聖路加国際病院の各科専門医が容赦ない修正を加えました．そして再度の原稿が作られました．それをまた専門医達が修正し，さらに「専門医からのメッセージ」を添えたのです．歯科と医科の医師によるこのようなコラボは，今までにどれほどあったでしょうか．歯科と医科は，歴史的にずっと別々の世界で教育され診療を続けてきました．しかし，患者さんにとっては歯科も医科もないはずです．全身疾患で医科を訪れる患者さんに歯科疾患があっても，歯科を訪れる患者さんに全身疾患があっても，本来，同じ対応が求められるはずです．

　3つ目のユニークな点．それは自医院で治療が可能か，病院歯科に紹介すべきか．その点に言及していることです．高齢社会が急速に進んで，多くの複雑な疾患を抱えている患者さんが急増しています．開業されている歯科の先生のところに，全身疾患をもっている患者さんが訪れることは日常茶飯事でしょう．「すぐに歯科治療が必要だが，全身疾患がある．さてどうしたものか」と悩まれることはないでしょうか．本書は，日常診療でよく経験する全身疾患のほとんどを網羅しています．しかも各疾患での必要事項は最低限にシンプルにまとめられています．そして，どの程度の治療までは安全であるか，を明示しています．

このような本書が日の目を見るのには3つの幸運がありました．まず，「全身疾患をもつ患者の歯科診療をまとめよう」という和田先生の熱意です．次に，玉置敬一先生が和田先生（歯科）と岡田（医科）とのブリッジの役を果たされたこと．そして医歯薬出版 編集部のご尽力．3つの幸運に感謝申し上げるともに，本書が現場の開業歯科の先生方に少しでも役立てていただけることを祈念いたします．

2016年7月

聖路加国際病院　血液内科部長

岡田　定

Index

あ

アジソン病 …………………………………… 36
アテローム血栓性脳梗塞 ………………… 172
アデノイド肥大 …………………………… 218
アトピー性皮膚炎 ………………………… 203
アナフィラキシー …………………………… 11
アルツハイマー病の進行度判定基準 …… 98
アンジオテンシン変換酵素阻害薬 ……… 39
アンジオテンシンⅡ受容体拮抗薬 ……… 39
悪性症候群 ………………………………… 158
悪性貧血 …………………………………… 187
安定労作性狭心症 ………………………… 56
胃・十二指腸潰瘍 ………………………… 168
異常出血 …………………………………… 16
移植片対宿主病 …………………………… 183
咽頭扁桃肥大 ……………………………… 218
うつ病 ……………………………………… 179
　──の症状 …………………………… 180
エピネフリン反転 ………………………… 178
炎症性腸疾患 ……………………………… 166
悪阻 ………………………………………… 101

か

化学療法 …………………………………… 200
過換気症候群 ……………………………… 124
過敏性腸症候群 …………………………… 214
　──の分類 …………………………… 214
潰瘍性大腸炎 ……………………………… 168
拡張型心筋症 ……………………………… 70
学習障害 …………………………………… 219

片麻痺 ……………………………………… 173
川崎病 ……………………………………… 209
肝機能障害 ………………………………… 127
肝硬変 ……………………………………… 132
肝細胞がん ………………………………… 133
冠動脈拡張剤 ……………………………… 42
感染性心内膜炎 …………………………… 64
感染性心内膜炎予防 ………… 63，65，68
関節リウマチ ……………………………… 162
　──の治療薬 ………………………… 164
気管支喘息 ………………………………… 113
　──の分類 …………………………… 114
脚ブロック ………………………………… 76
急性肝炎 …………………………………… 129
急性心筋梗塞 ……………………………… 60
急性副腎皮質機能不全 …………………… 35
救急薬品 …………………………………… 222
狭心症 ……………………………………… 55
狭心症治療薬 ……………………………… 42
胸骨圧迫 …………………………………… 79
局所麻酔薬 ………………………………… 115
局所麻酔薬アレルギー …………………… 119
金属アレルギー …………………………… 195
金属パッチテスト ………………………… 195
クインケ浮腫 ……………………… 39，40
クレアチニン・クリアランス ………… 136
クローン病 ………………………… 168，169
　──の薬物療法 ……………………… 169
くも膜下出血 ……………………………… 172
経皮的動脈血酸素飽和度 ………………… 48

225

痙性歩行	5
鶏歩歩行	5
血圧値	53
血液疾患	182
血糖コントロール	89, 90
血友病	192
小刻み歩行	5
呼吸器疾患	113
口蓋扁桃肥大	218
口腔ジスキネジア	44
甲状腺機能亢進症	144
甲状腺機能低下症	148
広汎性発達障害	219
抗パーキンソン病薬	159
抗リウマチ薬	164
抗うつ薬	180
抗てんかん薬	153, 154
抗癌剤	201
抗凝固剤	28
抗血小板剤	28
抗血栓薬	30
抗血栓療法	30
抗甲状腺剤	145
抗精神病薬	179
抗不安薬	175
抗不整脈剤	75
抗RANKLモノクローナル抗体製剤	20, 22
拘束型心筋症	70
降圧剤	39, 52
高血圧	39, 50
骨吸収抑制剤	38
骨髄異形成症候群	184
骨粗鬆症	92
──の診断基準	94
──の治療薬	94
──の定義	93

さ

再生不良性貧血	187
三尖弁狭窄症	66
三尖弁閉鎖不全症	66
シックデイ	88
ショック	10
──の分類	11
歯科用局所麻酔薬	115
止血法	17
止血薬	18
姿勢	5
視床出血	171
視診	5
自閉症スペクトラム障害	219
授乳婦	100
循環器疾患	46
小児気管支喘息	203
──のコントロール状態	204
──の重症度分類	206
小児疾患	203
小児糖尿病	212
小脳出血	171
消化性潰瘍	166
消化性潰瘍用剤	167
笑気吸入鎮静法	174
掌蹠膿疱症	194
照会状	9
上室性期外収縮	74
上室性頻脈	75
静脈内鎮静法	174

226　Index

心筋梗塞 59
心筋症 69
心原性脳塞栓症 172
心室細動 77
心室性期外収縮 74
心静止 77
心臓弁膜症 63
心不全 46
神経血管性浮腫 39
神経原性ショック 10
神経疾患 151
神経症性障害 180，181
人工ペースメーカー 81
腎機能障害 134
スタインブロッカー分類 163
ステロイドカバー 35
ステロイド剤 33
スルピリド 44
精神障害 177
精神鎮静法 174
脊髄性間欠性跛行 5
先天性心奇形 207
喘息症状 116
喘息発作 119
双極性感情障害 178
僧帽弁狭窄症 65
僧帽弁閉鎖不全症 65
造血幹細胞移植 183

た

たこつぼ型心筋症 70
大動脈弁狭窄症 65
大動脈弁閉鎖不全症 65
知的障害 219

遅発性ジスキネジア 44
注意欠陥多動性障害 219
陳旧性心筋梗塞 60
つわり 101
デンタルショック 13
てんかん 151
　——の前駆症状 156
てんかん発作型国際分類 153
鉄欠乏性貧血 187
努力性最大呼気流量 117
統合失調症 178
糖尿病 87
洞不全症候群 76
動脈解離 84
動脈瘤 84
動揺性歩行 5
特発性血小板減少性紫斑病 189

な

内分泌性疾患 144
難治性口内炎 42
二次性貧血 187
妊娠 100
認知症 97
ネフローゼ症候群 216
脳血管障害 170
脳梗塞 172
脳実質内出血 171
脳出血 171

は

パーキンソン病 157
パーキンソン歩行 5
肺動脈弁狭窄症 66

肺動脈弁疾患	66
肺動脈弁閉鎖不全症	66
白血病	182, 184
発達障害	219
皮膚科疾患	194
肥大型心筋症	70
被殻出血	171
貧血	186
不安定狭心症	56, 56
不随意運動歩行	5
不整脈	73
——の危険度	75
——の病態	74
副交感神経刺激薬	199
分子標的治療	200
ヘパリン化	30
ペースメーカー	81
扁桃肥大	218
ホーエン・ヤール重症度分類	158
歩行	5
放射線治療	197
房室ブロック	77

ま

マッケンジーの分類	218
慢性肝炎	129
慢性副腎皮質機能低下症	36
慢性閉塞性肺疾患	120
メトトレキサート	41
問診	2

や

薬剤関連顎骨壊死	22
——の治療方針	25
——の病期分類	22
溶血性貧血	188

ら

ラクナ梗塞	172

A

ACE 阻害薬	39
AHA 心肺蘇生ガイドライン	79
ARB	39

B

BP 製剤	20

C

Child-Pugh 分類	132
CO_2 ナルコーシス	122
COPD	120

F

FAST	98
Functional Assessment Staging Test	98

G

GOLD	121
——分類	121
GVHD	183

H

HbA1c	88

I

IBS	214

ITP ……………………………………… 189

L
Lown分類 ……………………………… 76

M
MDS ……………………………………… 184
MTX …………………………………… 41, 164
MTX-LPD ……………………………… 41
MTX関連リンパ増殖性疾患 ………… 41

N
New York Heart Association ………… 48
NYHA …………………………………… 48

P
PD ……………………………………… 159
peak expiratory flow値 ……………… 117
PEF値 ………………………………… 117
PVC ……………………………………… 74

R
RA ……………………………………… 162
Rate Pressure Product ……………… 60
RPP ……………………………………… 60

S
Sick day ……………………………… 88
Sick sinus syndrome ………………… 76
SpO_2 …………………………………… 48
SSS ……………………………………… 76
SVC ……………………………………… 74
SVPC …………………………………… 74

V
Vauhan-Williams分類 ………………… 75

W
WPW症候群 …………………………… 76

229

【著者略歴】

和田　健（わだ　たけし）
　1973 年　東京歯科大学卒業
　1984 年　和歌山県立医科大学 歯科口腔外科助手
　1989 年　紀南綜合病院 歯科口腔外科医長
　1992 年　和歌山県立医科大学 歯科口腔外科講師
　2011 年　和歌山県立医科大学 歯科口腔外科准教授
　2014 年　和歌山県立医科大学 歯科口腔外科非常勤講師

岡田　定（おかだ　さだむ）
　1981 年　大阪医科大学卒業
　1981 年　聖路加国際病院 内科レジデント
　1983 年　聖路加国際病院 内科チーフレジデント
　1984 年　昭和大学藤が丘病院 血液内科助手
　1993 年　聖路加国際病院 血液内科
　2007 年　聖路加国際病院 血液内科部長
　2011 年　聖路加国際病院 内科統括部長
　2016 年　聖路加国際病院 人間ドック科部長

歯科チェアサイドマニュアル
有病者はこう診る
全身疾患のある患者が来院したら

ISBN978-4-263-42222-9

2016年 7月10日 第1版第1刷発行
2019年 4月20日 第1版第3刷発行

監　著　和　田　　　健
監　修　岡　田　　　定
発行者　白　石　泰　夫

発行所　**医歯薬出版株式会社**

〒113-8612　東京都文京区本駒込1-7-10
TEL．(03)5395-7638(編集)・7630(販売)
FAX．(03)5395-7639(編集)・7533(販売)
https://www.ishiyaku.co.jp/
郵便振替番号　00190-5-13816

乱丁，落丁の際はお取り替えいたします　　印刷・教文堂／製本・皆川製本所
© Ishiyaku Publishers, Inc., 2016. Printed in Japan

本書の複製権・翻訳権・翻案権・上映権・譲渡権・貸与権・公衆送信権（送信可能化権を含む）・口述権は，医歯薬出版(株)が保有します．

本書を無断で複製する行為（コピー，スキャン，デジタルデータ化など）は，「私的使用のための複製」などの著作権法上の限られた例外を除き禁じられています．また私的使用に該当する場合であっても，請負業者等の第三者に依頼し上記の行為を行うことは違法となります．

[JCOPY] ＜出版者著作権管理機構　委託出版物＞

本書をコピーやスキャン等により複製される場合は，そのつど事前に出版者著作権管理機構（電話 03-5244-5088, FAX 03-5244-5089, e-mail：info@jcopy.or.jp）の許諾を得てください．